Jose G. Guillem
Garrett Friedman

Springer

遗传性结直肠癌
多学科综合治疗

Management of Hereditary Colorectal Cancer
A Multidisciplinary Approach

主　编　〔美〕约瑟·G. 吉尔姆
　　　　　　　加勒特·弗里德曼
主　审　张锡朋　张庆怀
主　译　张春泽　秦　海　李西川

天津出版传媒集团
天津科技翻译出版有限公司

著作权合同登记号:图字 02-2021-076

图书在版编目(CIP)数据

遗传性结直肠癌：多学科综合治疗 / (美) 约瑟·G.吉尔姆 (Jose G.Guillem)，(美) 加勒特·弗里德曼 (Garrett Friedman) 主编；张春泽，秦海，李西川主译.— 天津：天津科技翻译出版有限公司，2021.8

书名原文：Management of Hereditary Colorectal Cancer: A Multidisciplinary Approach

ISBN 978-7-5433-4130-2

Ⅰ.①遗… Ⅱ.①约… ②加… ③张… ④秦… ⑤李… Ⅲ.①遗传性-结肠癌-治疗②遗传性-直肠癌-治疗 Ⅳ.①R735.3

中国版本图书馆 CIP 数据核字(2021)第 133141 号

授权单位:Springer Nature Switzerland AG
出　　版:天津科技翻译出版有限公司
出 版 人:刘子媛
地　　址:天津市南开区白堤路 244 号
邮政编码:300192
电　　话:(022)87894896
传　　真:(022)87895650
网　　址:www.tsttpc.com
印　　刷:北京博海升彩色印刷有限公司
发　　行:全国新华书店
版本记录:710mm×1000mm　16 开本　9.5 印张　180 千字
2021 年 8 月第 1 版　2021 年 8 月第 1 次印刷
定价:98.00 元

(如发现印装问题,可与出版社调换)

主审简介

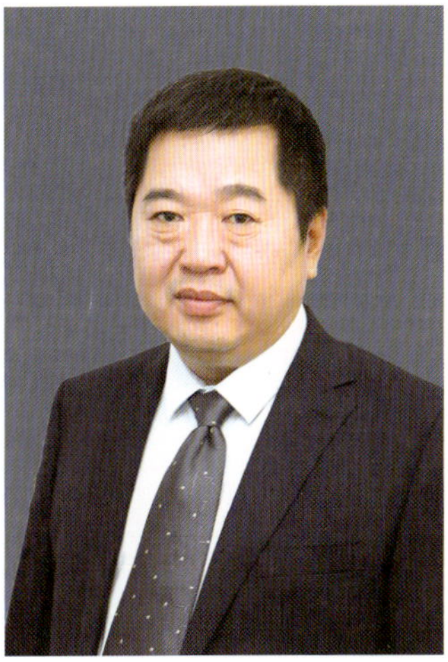

张锡朋，主任医师，教授，南开大学博士生导师，国务院政府特殊津贴专家。现任天津市人民医院肛肠病诊疗中心主任、天津市大肠肛门病研究所所长，天津市临床重点学科带头人，"张锡朋"劳模创新工作室负责人。曾荣获全国五一劳动奖章，以及天津市劳动模范、天津市十佳医务工作者等称号，荣获天津市科技进步奖2项。入选天津市"131"创新型人才团队。

具有丰富的临床经验，精于直肠癌保肛及微创手术等，开展腹腔镜大肠癌手术超过2000例。主持及参加各级课题7项，主编和参编学术专著5部，发表SCI及中文核心论文40余篇，曾赴英国圣马克医院交流访问。兼任中国中西医结合学会大肠肛门病专业委员会副主任委员、京津冀大肠癌医师联盟副主任委员、天津市中西医结合学会大肠肛门病专业委员会主任委员等，同时兼任《中国肛肠病杂志》《天津医药杂志》编委。

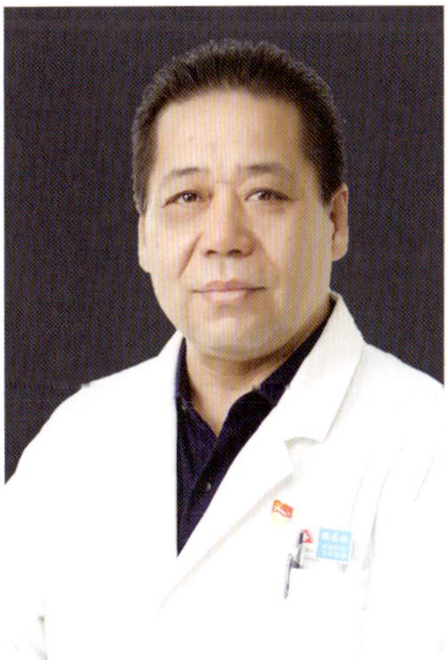

张庆怀，主任医师，教授，硕士生导师。现任天津市人民医院肛肠病诊疗中心副主任、肛肠三科主任。兼任中国中西医结合学会大肠肛门病专业委员会常委、天津市医师协会肛肠医师分会副主任委员、天津市中西医结合学会大肠肛门病专业委员会常委、《中国肛肠病杂志》编委。

从事肛肠外科工作30余年，对结直肠癌、溃疡性结肠炎、直肠脱垂、复杂肛瘘、混合痔等治疗有独到之处，尤其是低位直肠癌保肛技术更是达到全国领先水平，每年完成大肠癌手术400余例，痔瘘裂手术500余例。发表论文20余篇，参编专著4部。被评为天津市第一届人民满意的好医生，并获天津市五一劳动奖章。

主译简介

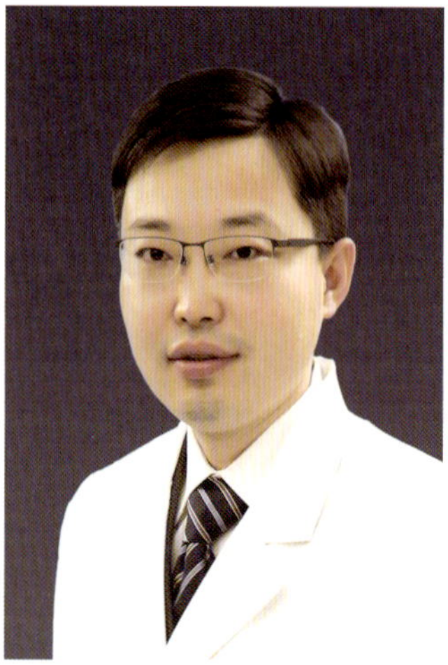

张春泽，医学博士，美国 H.LEE MOFFITT 癌症中心博士后，天津市人民医院肛肠病诊疗中心主任医师，南开大学医学院、天津中医药大学硕士生导师，天津市“131”创新型人才培养工程第一层次人选，肛肠外科专家。

现任《中国肿瘤生物治疗杂志》特邀审稿专家，中国老年学和老年医学学会肿瘤康复分会常委，中国中西医结合科研院所工作委员会委员，中国医师协会科普分会肛肠专业委员会委员，天津市医师协会肛肠医师分会委员，天津市中西医结合学会循证医学专业委员会委员，天津市预防医学会毒理分会委员。发表 SCI 论文 20 余篇，申请发明专利 5 项。

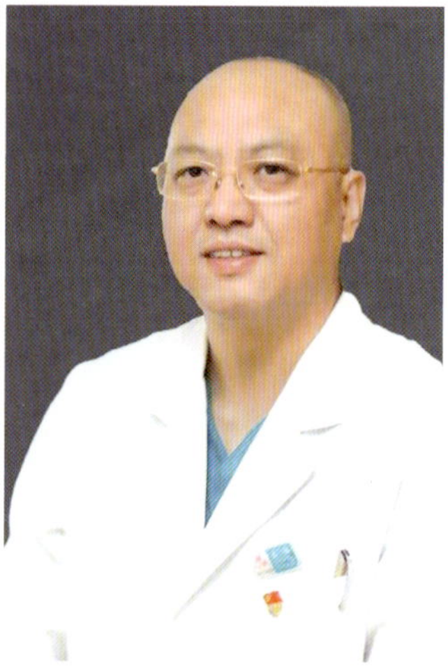

秦海，主任医师。现任天津市人民医院肛肠一科主任、小儿肛肠外科主任，兼任中国中西医结合学会大肠肛门病专业委员会委员，天津市中西医结合学会大肠肛门病专业委员会常委兼秘书，天津市微创外科专业委员会常委，天津市抗癌协会肿瘤营养支持治疗学组委员。

具有较丰富的临床经验，尤其在结直肠良恶性疾病的微创保留肛门手术、结肠镜检查及治疗、小儿肛肠疾病的诊治、结直肠恶性肿瘤个体化治疗等方面居全国领先水平。在结直肠癌、癌前病变、小儿先天性巨结肠等方面具有较高学术造诣。发表学术论文 10 余篇，填补天津市技术空白 1 项。

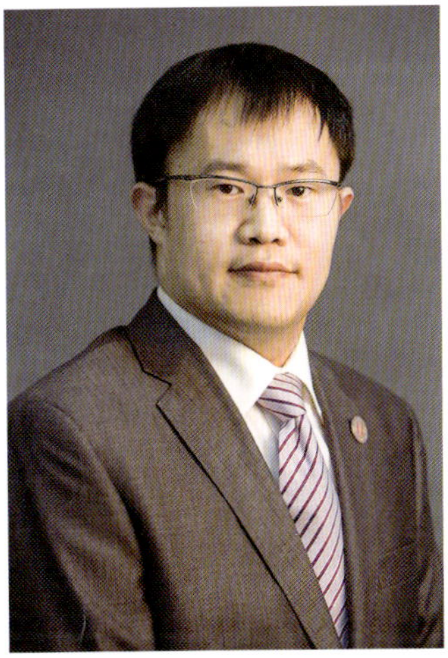

李西川，教授，研究生导师，天津师范大学生命科学学院“海河英才”特聘教授，天津市特聘教授青年学者。

主要从事恶性肿瘤发生与转移过程中的表观遗传调控机制研究。近5年来，以第一/通讯作者发表SCI论文18篇（SCI一区2篇，二区8篇），共计影响因子>90分；其中代表作以第一作者发表在国际肿瘤学权威期刊*Cancer Cell*上（影响因子23.523）。迄今为止，作为项目负责人申请并获得省部级以上科研项目8项，其中包括国家自然科学基金3项。多次受邀在中国细胞生物学年会、中国免疫学年会等国内顶级学术会议做报告，并获得中国免疫学会青年学者奖，所写论文获得中国细胞生物学学会CST青年优秀论文奖候选、中国生物化学与分子生物学学术大会优秀墙报奖等。

副主译简介

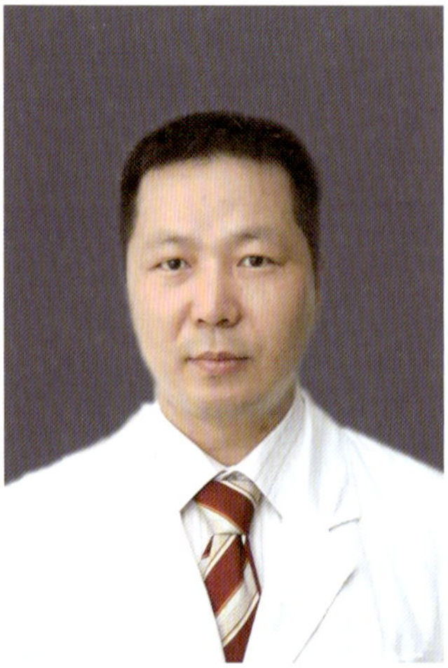

张诗武，主任医师，南开大学、天津中医药大学博士生导师，美国 M. D. Anderson 癌症中心博士后。现任天津市人民医院病理科主任、天津市病理质控中心副主任、天津市病理诊断中心主任。兼任天津市医学会病理分会委员，天津市抗癌协会理事，天津市医师协会临床精准医疗专业委员会第一届委员。

入选天津市“131”创新型人才第一层次人才和天津市“用三年时间引进千名高层次人才计划”。天津市“131 创新型人才团队”带头人。发表 SCI 论文 99 篇，中文核心期刊论文 107 篇，主编、副主编和参编专著 8 部。获天津市科技进步一等奖 1 项，二等奖 2 项，三等奖 1 项，自然科学三等奖 1项，主持国家自然科学基金面上项目 3 项；完成国家自然科学基金重点项目 1 项，面上项目 2 项；主持天津市科委课题 2 项，天津市卫计委课题 4 项，获国家发明专利授权 1 项。

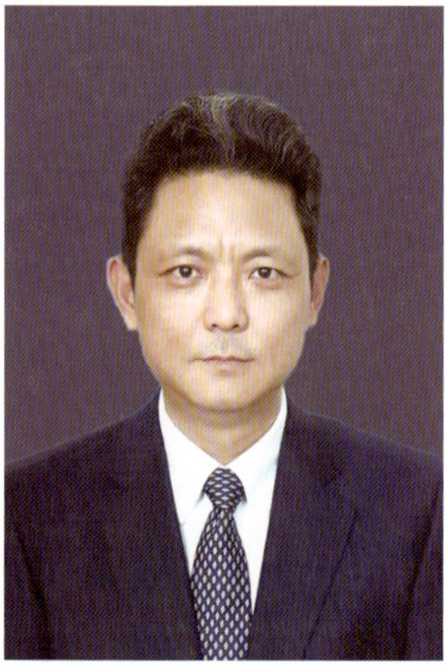

甘建琛，主任医师。现任天津市人民医院肛肠六科主任，兼任天津市中西医结合学会大肠肛门病专业委员会副主任委员，天津市医师协会肛肠医师分会委员，天津市中西医结合学会精神疾病专业委员会委员，北京肿瘤学会第一届结直肠肿瘤专业委员会委员，天津市医疗健康委员会大肠肛门病专业委员会副主任委员。

具有较丰富的临床经验，尤其在结直肠良恶性疾病的规范化及个体化诊治、结肠镜检查及治疗等方面具有较高学术造诣。发表学术论文 10 多篇，获得天津市科技进步二等奖 1 项，填补天津市技术空白 1 项。

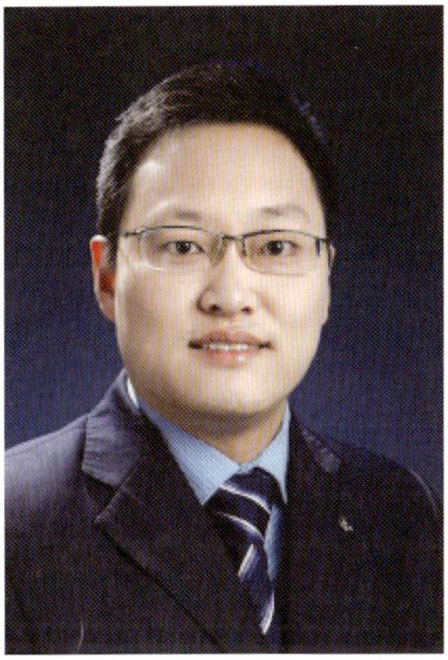

王桂华，华中科技大学同济医学院附属同济医院教授，主任医师，博士生导师，国家优青、楚天学者、华中学者。先后承担国家自然科学基金项目5项，发表SCI论文17篇，累计影响因子160分。作为共同发明人获得已授权专利3项，作为共同研发人获得国家Ⅰ类新药临床批文1项。擅长胃肠道肿瘤的微创手术、靶向治疗，晚期胃肠道肿瘤的综合治疗和个体化治疗等。

现任中国抗癌协会肿瘤代谢专业委员会“细胞代谢与炎癌转化”学组副组长，中国医师协会肛肠医师分会转化医学组委员，湖北省医师协会理事会理事，湖北省临床肿瘤协会青年专家委员会常委，武汉市医学会普通外科学分会青年委员会副主任委员，武汉市医学会腔镜外科学分会常委。

译者名单

主　审

张锡朋　天津市人民医院

张庆怀　天津市人民医院

主　译

张春泽　天津市人民医院

秦　海　天津市人民医院

李西川　天津师范大学

副主译

张诗武　天津市人民医院

甘建琛　天津市人民医院

王桂华　华中科技大学同济医学院附属同济医院

译　者（按姓氏汉语拼音排序）

柴宁宁　天津市人民医院

付文政　天津市人民医院

甘建琛　天津市人民医院

高　浩　天津市人民医院

高国超　天津市人民医院

高卫峰　天津市人民医院

耿树安　天津市人民医院

李西川　天津师范大学

栗少飞　天津市人民医院
倪克民　天津市人民医院
秦　海　天津市人民医院
孙　轶　天津市人民医院
陶航波　天津市人民医院
王桂华　华中科技大学同济医学院附属同济医院
辛　然　天津市人民医院
杨　东　天津市人民医院
詹壹翔　天津市人民医院
张春泽　天津市人民医院
张诗武　天津市人民医院
赵　嵘　天津市人民医院
赵轩竹　天津市人民医院

编者名单

Peter C. Ambe, MD, PhD, MBA Department of Visceral, Minimally Invasive and Oncologic Surgery, Marien Hospital Düsseldorf, Düsseldorf, Germany

University Witten/Herdecke, Witten, Germany

Chady Atallah, MD Department of Surgery, Ravitch Division of Colon and Rectal Surgery, Johns Hopkins University School of Medicine, Baltimore, MD, USA

William C. Cirocco, MD Colon & Rectal Surgery Section, Banner MD Anderson Cancer Center, Phoenix, AZ, USA

Susan K. Clark The Polyposis Registry, St Mark's Hospital, Harrow, UK

Dayna Early, MD Division of Gastroenterology, Washington University School of Medicine in St. Louis, St. Louis, MO, USA

Jonathan Efron, MD Department of Surgery, Ravitch Division of Colon and Rectal Surgery, Johns Hopkins University School of Medicine, Baltimore, MD, USA

Garrett Friedman, MD Department of Surgery, Mike O'Callaghan Federal Medical Center, Las Vegas, NV, USA

Department of Surgery, University of Las Vegas- Nevada School of Medicine, Las Vegas, NV, USA

Thomas J. George Jr., MD Division of Hematology and Oncology, Department of Medicine, University of Florida Health Cancer Center, Miami, FL, USA

Francis M. Giardiello, MD Department of Medicine, Department of Oncology, Department of Pathology, Johns Hopkins University School of Medicine, Baltimore, MD, USA

Robert Gryfe, MD, PhD Mount Sinai Hospital, Joseph and Wolf Lebovic Health Complex, Toronto, ON, Canada

Princess Margaret Hospital, University Health Network, Toronto, ON, Canada

Jose G. Guillem, MD, MPH Gastrointestinal Surgery, University of North Carolina, Chapel Hill, NC, USA

Heather Hampel, MS, LGC Division of Human Genetics, Department of Internal Medicine, The Ohio State University, Columbus, OH, USA

Todd E. Heaton, MD, MPH Department of Surgery, Memorial Sloan Kettering Cancer Center, New York, NY, USA

Rory Kennelly St Vincent's University Hospital, Dublin, Ireland

University College Dublin, Dublin, Ireland

Coen L. Klos, MD Department of Surgery, Washington University School of Medicine in St. Louis, St. Louis, MO, USA

Jennifer K. Maratt, MD, MS Department of Internal Medicine, Indiana University; Richard L. Roudebush VA Medical Center; Regenstrief Institute, Inc., Indianapolis, IN, USA

Marcelli Marcante, MD Department of Surgery, Hospital Israelita Albert Einstein, Sao Paulo, Brazil

Gabriela Möslein, MD, PhD University Witten/Herdecke, Witten, Germany

Center for Hereditary Gastrointestinal Tumors, Helios University Hospital Wuppertal, Wuppertal, Germany

Farhan Quader, MD Division of Gastroenterology, Washington University School of Medicine in St. Louis, St. Louis, MO, USA

Elena M. Stoffel, MD, MPH Department of Internal Medicine, Rogel Cancer Center, University of Michigan, Ann Arbor, MI, USA

Michael F. Walsh, MD Department of Pediatrics, Memorial Sloan Kettering Cancer Center, New York, NY, USA

Department of Genetics, Memorial Sloan Kettering Cancer Center, New York, NY, USA

Aung K. Win Centre for Epidemiology and Biostatistics, Melbourne School of Population and Global Health, Carlton, VIC, Australia

University of Melbourne Centre for Cancer Research, Victorian Comprehensive Cancer Centre, Melbourne, VIC, Australia

Faculty of Medicine, Dentistry and Health Sciences, The University of Melbourne, Parkville, VIC, Australia

Paul E. Wise, MD Department of Surgery, Washington University School of Medicine in St. Louis, St. Louis, MO, USA

Y. Nancy You, MD, MHSc Departments of Surgical Oncology and of Clinical Cancer Prevention, University of Texas MD Anderson Cancer Center, Houston, TX, USA

中文版序言一

结直肠癌是一组异质性很高的疾病,无论对于消化内科还是结直肠外科来说,结直肠癌都是常见病。在西方发达国家,结直肠癌的分类个体化治疗已经发展成熟,结直肠癌的多学科团队诊疗模式已规范化运行。随着我国经济和社会的快速发展,结直肠癌的诊断和治疗也获得了快速的进步,但目前仍有相当大的进步与改进空间,在专科化建设与个体化治疗方面还有很长的路要走。在这些方面中,对结直肠癌患者进行正确的分类且通晓各类患者的多学科治疗理念处于十分重要的地位。

目前关于结直肠癌方面的著作十分繁多,且各有特点,但是专注于研究遗传性结直肠癌的图书却比较少。随着《"健康中国 2030"规划纲要》的提出,精准治疗在日常医学治疗的过程中起到越来越重要的作用。同时,近些年来医疗技术的发展与改善,医疗器械的改进与创新,手术理念的迭代与进步有目共睹。而这些创新迫切需要基础理论的革新来保驾护航。本书全面介绍了遗传性结直肠癌的发病机制、内科治疗方法、手术治疗适应证,同时对一些疑难问题进行了解答。

本书有如下特点:

第一,具有先进的学术性。这是一本由 Springer 组织的多学科团队对近年来在专业期刊上发表的专业文献进行整理并出版的专业图书,保证了理论和观念的新颖。

第二,循序渐进、覆盖全面。本书从每一种疾病的发病机制入手,涵盖临床表现、病理诊断、内外科治疗、术后管理等各个方面。同时对这些方面进行了详细的阐述,使读者能够充分理解。

第三,重点突出。本书照顾到临床医师平时需要完成繁忙的临床工作,因此在传递最新研究成果的同时侧重于介绍治疗理念和方法,做到了兼顾学术性和临床实用性。

第四,图文并茂。本书在临床表现方面的介绍中使用了大量具有代表性的图片,以展示其临床特点。

阅读本书可以使读者更好地对结直肠癌进行诊断分类，了解各个疾病的特点及治疗方法，从而能够更好地改善患者的预后和生存质量。我相信通读本书之后，无论是刚步入临床的低年资医生，还是已经颇具临床经验的高年资医生，一定都会有所收获。

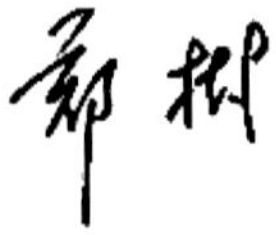

2021 年 5 月

中文版序言二

国家癌症中心对我国恶性肿瘤发病率的最新调查结果显示,结直肠癌发病率位于我国所有恶性肿瘤发病率的第三位。结直肠癌的生物学行为具有明显的异质性,越来越多的研究者和临床医生意识到结直肠癌是一组疾病,而不是一种单一的疾病。因此,尽早发现结直肠癌且进行正确的分类对于进一步的治疗及提高患者后期生存质量都是至关重要的。

近些年来,随着肠镜、腹腔镜乃至以达·芬奇机器人为代表的微创机器人的广泛应用,技术已经不是羁绊我们前进的障碍,我们迫切需要新理念的引入与传播。目前,国内聚焦于遗传性结直肠癌方面的专著较少,还处于探索阶段。

随着精准医疗和个体化治疗时代的到来,掌握结直肠癌的分型,对实施个体化治疗显得尤为重要,广大临床医师具有提高这方面能力的迫切需求。因此,我们希望通过翻译本书,能够为广大的消化内科及结直肠外科医生,特别是医学生和青年医生,提供一本具有系统性同时又能够包含较新研究成果的参考书,从而有助于他们更好地为患者服务。

本书囊括了6种具有代表意义的遗传性结直肠癌,全面系统阐述各个疾病的发病机制、基因及病理检测等方面,同时突出临床特点,着重于临床管理及治疗。本书内容涵盖最新的遗传性结直肠癌的研究成果,希望能够让各位临床医生在规范临床实践的基础上紧跟研究热点,了解最新成果。

本书聚焦于遗传性结直肠癌的各个方面,汇聚了在各个专业期刊发表的较新的学术与临床研究成果和实践经验,侧重于有发展和争议的部分,笔者读完本书甚感受益匪浅,真诚地向各位同道推荐本书。

在本书即将付梓之际,对给予了我们极大支持和帮助的天津科技翻译出版有限公司和参与翻译的同仁们深表感谢。同时,也要感谢王华庆教授的大力推荐,当初是他首先向我们介绍了此书,由于时间仓促和翻译水平有限,难免有一些不当之处,敬请各位同道批评指正，不吝赐教。更希望大家在阅读本书后有所裨益。

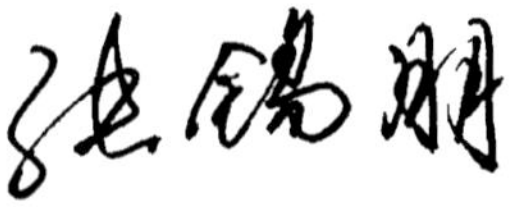

2021 年 5 月

中文版前言

结直肠癌是一种高发病率的消化系统恶性肿瘤，据统计，其发病率在我国所有恶性肿瘤中位于第三位，是一种严重危害人民健康的疾病。结直肠癌的发生和进展受到包括遗传和环境因素在内的多种内外因素的共同影响。本病在病理学特征和生物学行为方面也表现出了较高的异质性，随着分子遗传学和肿瘤生物学的迅猛发展，人们对结直肠癌的管理逐步走上了分子化、个体化的精准治疗道路。因此，创新临床思考角度、构建多元化思维模式、细化结直肠癌的临床和遗传分型、实施患者的个体化管理无疑是对现有治疗理念的重要革新，同时也是优化肿瘤管理策略、推动肿瘤医学发展的核心要义。

目前，国内对于遗传性结直肠癌的关注度不足，基础研究尚浅，尚未建立起较为成熟的从遗传学角度切入的精准化、个体化和多学科协作的综合治疗体系以及临床思维模式。同时，对结直肠癌进行遗传学分型，并对不同分型选择针对性治疗策略的探索仍处于雏形阶段，亟需一部临床专著对其进行系统化阐述，进而对临床治疗理念起到推动和指导作用。

《遗传性结直肠癌：多学科综合治疗》是一部新颖、全面、实用，具有较高学术价值和广泛影响力的学术专著。此书从发病机制、病理学特征、生物学行为及遗传学表现等方面，系统、综合地对遗传性结直肠癌的临床特点进行了阐述，对其临床管理和治疗提供了思维导向。

我们迫切希望通过将此书译为中文，可以对国内结直肠癌的管理提供一种新的切入点，为广大医务工作者、学者和青年学生提供一种新的思考角度和立足点。我们也相信以这样一种综合化、个体化的视角对传统的结直肠癌管理方式进行继承和革新，可以探索出有助于改善结直肠癌患者预后和生活质量的最好的办法。

张春泽

2021 年 5 月

前 言

在过去的30年里，我们对遗传性结直肠癌的理解在几种不同遗传综合征的遗传基础、临床表现和自然病史方面取得了巨大的进步。在此期间，内镜和外科技术及化学预防方法的进步，也使我们能够更好地用多学科方式去处理这些复杂的病例。然而，众多的专业进展往往只在专业期刊上发表，因此缺乏关于多学科团队整合全部进展的出版物。

本书每个章节的内容都是由权威专家所著，它通过关注6个不同的群体来解决这一问题，即早期发病的结直肠癌及腺瘤患者、错构瘤性结直肠息肉患者、家族性腺瘤性息肉病（FAP）患者、衰减型家族性腺瘤性息肉病（AFAP）患者、MYH相关性息肉病（MAP）患者、林奇综合征（LS）患者。编者集合了不同学科的专家，包括外科医生、胃肠病学专家、遗传学专家、医学肿瘤学专家、遗传学顾问和流行病学专家。

本书的重点是最先进的临床管理，主要描述了如何利用现有技术在基因检测、病理学回顾、内镜、外科、化疗及免疫治疗方面来管理这些患者。而关于因果关系和分子基础的细节并不是关注的重点。当然，关于基因检测的时机、内镜筛查和监测、预防性手术选择及化学预防性干预措施（如果可用）的细节，书中以简短而精确的方式进行了讨论。

本书最重要的目标是给临床管理这些复杂案例者提供一个专业和及时的方案。目标受众包括外科医生、胃肠病学医生、遗传学医生、肿瘤学医生，以及所有参与和负责管理遗传性结直肠癌患者的护理人员。我们之所以将早发性结直肠癌纳入研究，是因为它是所有已知遗传性结直肠癌综合征的共同特征，也是因为最近在全球范围内其发病率显著上升。

约瑟·G. 吉尔姆

加勒特·弗里德曼

目　录

第 1 章

早期发病的结直肠癌：一个新的公共卫生问题

Aung K. Win, Garrett Friedman, Jose G. Guillem

结直肠癌(CRC)的病因是复杂的,似乎受包括潜在的遗传易感性、体细胞的改变和人们自受孕以来所经历的环境暴露在内的综合作用的影响[1]。低龄诊断是遗传性癌症综合征的一个重要标志,本书后文将对此进行讨论。目前已知的遗传倾向 CRC 包括林奇综合征(DNA 错配修复基因的种系突变所致)、家族性腺瘤性息肉病(由于 APC 突变)、MUTYH相关息肉病(MUTYH 基因的两个等位基因突变),以及其他基因(如 SMAD4、BRCA1、TP53、POLE 和 POLD1)的种系突变。然而,在 50 岁以下确诊的 CRC 中,只有 20%~30%可归因于这些已知的遗传综合征[2-4],剩下的大多数低龄 CRC 患者可能与其他尚未确定的遗传倾向[5]、多基因因素[如单核苷酸多态性(SNP)]和(或)患者个人的生活环境和生活方式因素有关[6]。对 450 例 50 岁以下的 CRC 患者进行分析,从 72 例患者中检测到 75 个基因突变, 突变率为 16%。值得注意的是,33%的基因突变患者不符合目前的基因检测指南。本研究中所发现的高频率和广谱突变,支持应更多地进行多基因常规检测的观点[7]。此外,这些结果与以前的研究一致,即 40~45 岁 CRC 患者发生 HNPCC(林奇综合征临床诊断的旧称)的概率范围为 15%~20%,在非年龄分层的 CRC 患者中 HNPCC 发病率增加了 4 倍以上[8]。

低龄结直肠癌发病率上升是一个全球性健康问题

在美国,尽管 CRC 的发病率和死亡率在过去 30 年中一直在稳步下降,但 50 岁以下的低龄 CRC 的发病率和死亡率一直在上升。在过去的 30 年里,远端结肠癌和直肠癌的患者都出现了这种情况[9,10]。在加拿大,1997—2010 年,CRC 发病率在 15~29 岁、30~39 岁和40~49 岁年龄组人群中呈上升趋势。对来自澳大利亚健康和福利研究所(AIHW)1990—2010 年的数据分析发现，在过去 20 年中，40 岁以下的低龄 CRC 的发病率稳步上升。而 CRC 总体发病率在最近几十年却保持稳定，死亡率也有所下降。1990—2010 年，20~29 岁年龄组的发病率增加了 85%~100%，30~39 岁年龄组的发病率增加了 35%[12]。一项对美国 25 项以人口为基础的州登记处的数据分析指出，CRC 的发病率在（25~49 岁）的人群中显著上升，并且在这些人的年轻一代中上升的速度更快[13]。这种增长趋势也出现在欧洲和亚洲国家，如日本、韩国和新加坡[14,15]。有趣的是，在一些研究中，早期 CRC 的增加似乎主要是由远端结肠癌和直肠癌引起的。低龄直肠癌的发病率从 1992 年的 3.0 / 10 万上升到 2015 年的 4.7 / 10 万[16]，超过了同期近端结肠癌的发病率增长幅度。

低龄 CRC 发病率增加的原因尚不清楚

以人群为基础的 CRC 筛查被认为是使 50 岁以上人群 CRC 发病率和死亡率总体稳定或呈下降趋势的主要因素[9]。而这种常规筛查主要局限于老年人，这一事实可能部分解释了结直肠癌与年龄相关的发病率和死亡率趋势的差异[14]。但这并不能解释低龄 CRC 发病率上升的原因。

目前已知的 CRC 危险因素可能与低龄无关

流行病学研究已经确定了几个与所有年龄或更大年龄的 CRC 诊断风险相关的因素。如肥胖[17]、2 型糖尿病[18]、吸烟[19]、低体力活动[20]、食用红肉和加工肉[21]与 CRC 风险增加有关，而使用雌激素和黄体酮[22]、叶酸、钙[23]和阿司匹林[24]与患病风险呈负相关。然而，研究大多是基于所有年龄或超过 50 岁的人群。因此，这些已知的危险因素可能与低龄 CRC 无关。故现有的 CRC 风险预测工具几乎都不适用于年轻人[25,26]。

最近一项对美国 25 个癌症登记处的数据分析揭示了 30 种常见癌症的发病趋势。包括年轻人中 12 种与肥胖相关的癌症，在 12 种与肥胖相关的癌症中，有 6 种在年轻人群中增加。CRC 是发病率增加的 6 种癌症之一[13]。这项研究提出了一些问题，即为什么一些与肥胖有关的癌症在年轻人中增加，同时它强调需要对暴露（如肥胖和其他危险因素）进行仔细的流行病学和病因学研究，以解释早期发生的结直肠癌的趋势。

目前关于低龄 CRC 危险因素的数据有限

鉴于 90%的 CRC 是在 50 岁以上的人群中诊断出来的，对于 50 岁以下的人群来说，相关的危险因素及关联的差异都很难被发现(8%的 CRC 是在 40 ~ 49 岁诊断出来的，还有 2%是在 40 岁之前诊断出来的)。一个主要原因是缺乏相关的数据，因为世界上几乎所有的队列或研究都只招募或研究高龄诊断的 CRC。只有 3 项相对较小的病例对照研究是针对低龄诊断的少数 CRC 患者的部分生活方式因素，结果显示受这些因素的影响很小[27-29]。

一项来自意大利的病例对照研究（329 例在 19~45 岁诊断为 CRC 的患者，1361 例对照组成员）报道，家族史、肉类消费和饮酒与低龄诊断 CRC 风险增加有关，但没有证据表明低龄诊断 CRC 风险与体重增加、体育活动和糖尿病[27]有关。洛杉矶一项病例对照研究（147 例 25~44 岁的病例诊断为 CRC 患者，147 例对照组成员）报道，有机粉尘与直肠癌风险增加有关，没有证据表明其与饮酒和吸烟有关[29]。新西兰的一项研究报道，在 30~49 岁的研究参与者中，没有证据表明学校牛奶摄入与 CRC 有关[28]。

以人群为基础的 CRC 筛查项目不包括年轻人

CRC 发病率一般随年龄增长而增加，特别是从 50 岁开始，发病率呈急剧上升的趋势[10,12]。因此，在人群层面，一般建议 50 岁以上的人群进行 CRC 筛查[30]。在澳大利亚，国家肠癌筛查计划每两年对 50 ~ 74 岁的人进行免疫组化粪便隐血试验(iFOBT)，提供免费筛查。然而在澳大利亚，人们的看法是，对 50 岁以下的所有人进行筛查目前是不合理的，因为其获益较差，并且筛查导致的相关并发症有可能超过获益[31]。然而最近，美国癌症协会更新了他们的结肠镜检查指南，将平均风险指数的初始筛查年龄从 50 岁提早到 45 岁[32]，以应对美国低龄 CRC 发病率的增加。

目前的 CRC 筛查指南对于年轻人的适用性非常有限

大多数现行的 CRC 临床实践指南不推荐 50 岁以下的年轻人进行筛查，除非他们有中度或强烈的 CRC 家族史、已知的遗传性结直肠癌综合征或易感条件(如炎性肠病)[33]。然而只有 10%~15%的患者的直系亲属有结直肠癌家族史。

低龄 CRC 患者大多数表现为晚期

确诊年龄在 50 岁以下的 CRC 患者多因表现出症状才被诊断,且发现时多为晚期[12,14],同时其病理特征较差[34]。很不幸,低龄 CRC 患者的诊断和治疗都存在延误。在 50 岁以下确诊的 CRC 病例中,15%~50%的患者出现漏诊症状和误诊,这种延迟可能与患者(如缺乏对潜在严重症状的认识,对症状的尴尬或否认)和医生(对年轻患者患癌可能性的低度怀疑,可能会延迟等待彻底的症状评估,才能有效确定或排除 CRC 的诊断)都有关系[14]。低龄 CRC 患者大多表现为直肠出血(51%)、排便习惯改变(18%)、腹痛(32%)、体重减轻(13%)、恶心或呕吐(7%)等症状,并且他们大多(60%)都处于晚期(第 3 或第 4 阶段)[35]。

低龄 CRC 患者的负担巨大

虽然 50 岁之前诊断出 CRC 的患者只有不到 10%[36],但考虑他们具有相对较长的带病生存期及较高的死亡率,以及可能导致的寿命损失时间,因此在寿命损失时间、生活质量及发病率方面,低龄诊断出的癌症患者负担更大。

基于风险的筛查是减轻低龄 CRC 负担的一种方法

虽然不可能对所有 50 岁以下的人群进行筛查, 但对结直肠癌高危人群进行鉴别,可以以一种成本效益及效率较高的方式进行针对性筛查。为了实现这种有针对性的筛查,必须考虑该病的所有潜在风险因素(个性化风险评估)。目前,我们对低龄 CRC 的危险因素了解甚少,而这些危险因素对疾病风险评估至关重要。

(张春泽 倪克民 译)

参考文献

1. Curado MP, Edwards B, Shin HR, Storm H, Ferlay J, Heanue M, et al. Cancer incidence in five continents, vol. IX. Lyon: International Agency for Research on Cancer; 2007.
2. Chang DT, Pai RK, Rybicki LA, Dimaio MA, Limaye M, Jayachandran P, et al. Clinicopathologic and molecular features of sporadic early-onset colorectal adenocarcinoma: an adenocarcinoma with frequent signet ring cell differentiation, rectal and sigmoid involvement, and adverse morphologic features. Mod Pathol. 2012;25(8):1128–39.
3. Mork ME, You YN, Ying J, Bannon SA, Lynch PM, Rodriguez-Bigas

MA, et al. High prevalence of hereditary cancer syndromes in adolescents and young adults with colorectal cancer. J Clin Oncol. 2015;33(31):3544–9.
4. Ballester V, Rashtak S, Boardman L. Clinical and molecular features of young-onset colorectal cancer. World J Gastroenterol. 2016;22(5):1736–44.
5. Tanskanen T, Gylfe AE, Katainen R, Taipale M, Renkonen-Sinisalo L, Jarvinen H, et al. Systematic search for rare variants in Finnish early-onset colorectal cancer patients. Cancer Genet. 2015;208(1–2):35–40.
6. Siegel RL, Jemal A, Ward EM. Increase in incidence of colorectal cancer among young men and women in the United States. Cancer Epidemiol Biomark Prev. 2009;18(6):1695–8.
7. Pearlman R, Frankel WL, Swanson B, Zhao W, Yilmaz A, Miller K, Bacher J, Bigley C, Nelsen L, Goodfellow PJ, Goldberg RM. Prevalence and spectrum of germline cancer susceptibility gene mutations among patients with early-onset colorectal cancer. JAMA Oncol. 2017;3(4):464–71. https://doi.org/10.1001/jamaoncol.2016.5194.
8. Guillem JG, et al. Clustering of CRC in families of probands under 40 years of age. Dis Colon Rectum. 1996;39:1004–7.
9. Edwards BK, Ward E, Kohler BA, Eheman C, Zauber AG, Anderson RN, et al. Annual report to the nation on the status of cancer, 1975–2006, featuring colorectal cancer trends and impact of interventions (risk factors, screening, and treatment) to reduce future rates. Cancer. 2010;116(3):544–73.
10. Siegel RL, Fedewa SA, Anderson WF, Miller KD, Ma J, Rosenberg PS, et al. Colorectal cancer incidence patterns in the United States, 1974–2013. J Natl Cancer Inst. 2017;109(8):1–6.
11. Patel P, De P. Trends in colorectal cancer incidence and related lifestyle risk factors in 15–49-year-olds in Canada, 1969–2010. Cancer Epidemiol. 2016;42:90–100.
12. Young JP, Win AK, Rosty C, Flight I, Roder D, Young GP, et al. Rising incidence of early-onset colorectal cancer in Australia over two decades: report and review. J Gastroenterol Hepatol. 2015;30(1):6–13.
13. Sung H, Siegel RL, Rosenberg PS, Jemal A. Emerging cancer trends among young adults in the USA: analysis of a population-based cancer registry. Lancet Public Health. 2019;4(3):e137–47. pii: S2468-2667(18)30267-6. https://doi.org/10.1016/S2468-2667(18)30267-6.
14. Ahnen DJ, Wade SW, Jones WF, Sifri R, Mendoza Silveiras J, Greenamyer J, et al. The increasing incidence of young-onset colorectal cancer: a call to action. Mayo Clin Proc. 2014;89(2):216–24.
15. Hubbard JM, Grothey A. Adolescent and young adult colorectal cancer. J Natl Compr Cancer Netw. 2013;11(10):1219–25.
16. Murphy CC, Singal AG. Establishing a research agenda for early-onset colorectal cancer. PLoS Med. 2018;15(6):e1002577. https://doi.org/10.1371/journal.pmed.1002577.
17. Renehan AG, Tyson M, Egger M, Heller RF, Zwahlen M. Body-mass index and incidence of cancer: a systematic review and meta-analysis of prospective observational studies. Lancet. 2008;371(9612):569–78.
18. Larsson SC, Orsini N, Wolk A. Diabetes mellitus and risk of colorectal cancer: a meta-analysis. J Natl Cancer Inst. 2005;97(22):1679–87.
19. Botteri E, Iodice S, Bagnardi V, Raimondi S, Lowenfels AB, Maisonneuve P. Smoking and colorectal cancer: a meta-analysis. JAMA. 2008;300(23):2765–78.
20. Larsson SC, Rutegård J, Bergkvist L, Wolk A. Physical activity, obesity, and risk of colon and rectal cancer in a cohort of Swedish men. Eur J Cancer. 2006;42(15):2590–7.
21. Larsson SC, Wolk A. Meat consumption and risk of colorectal cancer: a

meta-analysis of prospective studies. Int J Cancer. 2006;119(11):2657–64.
22. Nelson HD, Humphrey LL, Nygren P, Teutsch SM, Allan JD. Postmenopausal hormone replacement therapy: scientific review. JAMA. 2002;288(7):872–81.
23. Cho E, Smith-Warner SA, Spiegelman D, Beeson WL, van den Brandt PA, Colditz GA, et al. Dairy foods, calcium, and colorectal cancer: a pooled analysis of 10 cohort studies. J Natl Cancer Inst. 2004;96(13):1015–22.
24. Dube C, Rostom A, Lewin G, Tsertsvadze A, Barrowman N, Code C, et al. The use of aspirin for primary prevention of colorectal cancer: a systematic review prepared for the U.S. Preventive Services Task Force. Ann Intern Med. 2007;146(5):365–75.
25. Win AK, Macinnis RJ, Hopper JL, Jenkins MA. Risk prediction models for colorectal cancer: a review. Cancer Epidemiol Biomark Prev. 2012;21(3):398–410.
26. Usher-Smith JA, Walter FM, Emery JD, Win AK, Griffin SJ. Risk prediction models for colorectal cancer: a systematic review. Cancer Prev Res (Phila). 2016;9(1):13–26.
27. Rosato V, Bosetti C, Levi F, Polesel J, Zucchetto A, Negri E, et al. Risk factors for young-onset colorectal cancer. Cancer Causes Control. 2013;24(2):335–41.
28. Cox B, Sneyd MJ. School milk and risk of colorectal cancer: a national case-control study. Am J Epidemiol. 2011;173(4):394–403.
29. Peters RK, Garabrant DH, Yu MC, Mack TM. A case-control study of occupational and dietary factors in colorectal cancer in young men by subsite. Cancer Res. 1989;49(19):5459–68.
30. Win AK, Ait Ouakrim D, Jenkins MA. Risk profiling: familial colorectal cancer. Cancer Forum. 2014;38(1):15–25.
31. Imperiale TF, Kahi CJ, Stuart JS, Qi R, Born LJ, Glowinski EA, et al. Risk factors for advanced sporadic colorectal neoplasia in persons younger than age 50. Cancer Detect Prev. 2008;32(1):33–8.
32. GF ref 11. https://www.cancer.org/latest-news/american-cancer-society-updates-colorectal-cancer-screening-guideline.html.
33. Cancer Council Australia Colorectal Cancer Guidelines Working Party. Clinical practice guidelines for the prevention, early detection and management of colorectal cancer. Sydney: Cancer Council Australia; 2017.
34. Khan SA, Morris M, Idrees K, Gimbel MI, Rosenberg S, Zeng Z, Li F, Gan G, Shia J, LaQuaglia MP, Paty PB. Colorectal cancer in the very young: a comparative study of tumor markers, pathology and survival in early onset and adult onset patients. J Pediatr Surg. 2016;51(11):1812–7.
35. Dozois EJ, Boardman LA, Suwanthanma W, Limburg PJ, Cima RR, Bakken JL, et al. Young-onset colorectal cancer in patients with no known genetic predisposition: can we increase early recognition and improve outcome? Medicine (Baltimore). 2008;87(5):259–63.
36. Australian Institute of Health and Welfare & Australian Government Department of Health and Ageing. National bowel cancer screening program annual monitoring report. Canberra: AIHW; 2009.

第 2 章

错构瘤性息肉的治疗

Peter C. Ambe, Gabriela Möslein

引言

胃肠道错构瘤性息肉(HP)是儿童最常见的息肉类型,相较于其他组织学类型,尤其是腺瘤,极为罕见。患者通常表现为直肠出血、贫血、腹痛、便秘和(或)小肠梗阻(尤其是Peutz-Jeghers 综合征)。根据其组织病理学特征,HP 可分为幼年性息肉和 Peutz-Jeghers 息肉。通常(特别是发生在儿童时期)孤立性息肉可以通过内镜成功切除。如果只发现一个或几个幼年性息肉,通常不推荐临床随访,因为根据潜在的组织学特征,其恶性潜力是低的。然而,基于其显著增加的癌症风险、息肉复发和肠外并发症,以及其导致的发病率和死亡率升高,这第 1 个息肉可能预示着潜在的 HP,对受累个体来说必须慎重预防。一些受累者可能有家族史,但据估计,在多达 30%的综合征患者中,散发性突变也受潜在的遗传因素影响。

在一个基因测试(基因面板测试——下一代测序模式)应用越来越广泛的时代,随着成本的不断降低,在发生单发性错构瘤性息肉的情况下进行基因检测是有必要的。潜在的遗传原因提供了重要的基因型表型信息,这些信息应该越来越多地转化为明确的监测和预防策略,如果可能的话,从儿童或青春期早期就开始提供。

错构瘤性息肉病综合征(HPS)是一组既有胃肠道症状,也有肠外表现(大多数病例都有)的异质性综合征。包括 Peutz- Jeghers 综合征(PJS)、幼年性息肉病综合征(JPS)和 PTEN 错构瘤肿瘤综合征(PHTS)。PHTS 是最常见的错构瘤性息肉病综合征,PHTS 组包括 PTEN 基因种系致病性突变的综合征,如 Cowden 综合征(CS)和 Bannayan-Riley-Ruvalcaba 综合征(BRRS)。

HPS 的流行情况没有得到很好的记录。Brosens 等报道,在儿童中有接近 2%的发病率[1]。这些综合征具有常染色体显性遗传模式,将致病变异传给下一代的风险为 50%。虽然HPS

最初表现为良性病变，但随着肠道和肠外肿瘤的发展，恶性转化是这些综合征自然过程的一部分。目前认为，错构瘤到癌的序列类似于腺瘤到癌的序列，这是错构瘤综合征可能的恶性转化途径[2]。

临床表现在不同症型之间差异很大。在息肉的数量和分布方面也是如此。出血、肠梗阻和肠套叠是最常见的临床症状，可导致严重的并发症或死亡。癌症的风险具有症候特异性，可能与息肉的数量和分布有关。HPS 的诊断基于组织学、临床特征和家族史。遗传咨询和检测能够实现特定的诊断，这对患者的指导、监测及对高危家庭成员的咨询是有帮助的。

显然，从患者的角度来看，息肉的处理方法是侵入性越小越好。若数量和大小都允许，意味着可以在内镜下切除息肉。手术通常用来处理出血和肠梗阻的症状（这些症状可以是原发症状，也可以在内镜等不成功的干预后遇到）。在这种情况下，可选择切除和不切除。若有高度不典型增生或癌症的存在，则需要进行肿瘤的切除。预防性胃肠道手术在个体化病例的特定 HPS 管理中当然有其作用，主要是针对结肠和胃。然而，这种管理需要专业和经验丰富的多学科保障。

PJS

PJS 的特征是皮肤黏膜色素沉着、胃肠道息肉和癌症风险增加。PJS 最早由 Connor 报道，是一对同卵双胞胎的家族性肠息肉综合征，伴有口腔和身体其他部位的色素沉着[3]。这对双胞胎中的一人后来死于肠套叠，年仅 20 岁，另一人于 51 岁死于乳腺癌。1921 年，Johannes Peutz 报道了同一家庭的 2 名成员患有肠息肉和黏膜皮肤黑色素沉着[4]。1949 年，Harold Jeghers 和他的同事报道了另外的许多来自不同家系有着相似临床症状的病例[5]。有这种临床综合表现的疾病于 1957 年被命名为 PJS[6]。

PJS 是一种常染色体显性遗传性疾病，由位于染色体 19p13.3 的肿瘤抑制 STK11 基因（也称为 LKB1 基因）的胚系突变引起。STK11 基因翻译的产物是一种控制细胞增殖和极性的丝氨酸－苏氨酸激酶。在 75%以上的 PJS 患者中发现了 STK11 基因的胚系突变，而 25%的突变被认为存在散发性突变的基础[7,8]。

皮肤黏膜色素沉着是 PJS 最显著的临床特征。色素沉着常见于嘴唇、面部、生殖器和手掌周围的皮肤及口腔和口周组织的黏膜上（图 2.1）。这些色素病变出现在超过 95%的 PJS 患者中，并开始于婴儿期。青春期后皮肤色素沉着可能会消退，但口腔黏膜色素沉着往往会持续存在[9]。事实上，黑色素黏膜皮肤色素沉着可能是发现 PJS 患者的第一条线索。

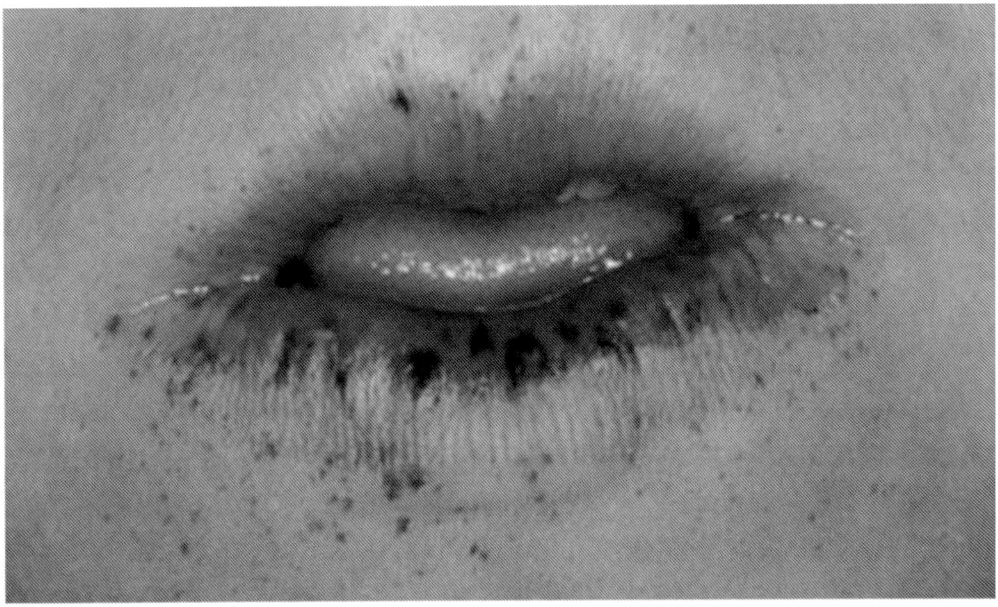

图 2.1　PJS 综合征的皮肤黏膜黑色素沉着(雀斑样色素沉着)。(微信扫描本书最后一页二维码获取高清彩图)

PJS 的患病率约为 0.5/10 万[10,11]。诊断时的平均年龄是 22 岁[12],发现胃肠道息肉的中位数时间是 11 年[13]。

PJS 的肠息肉由紊乱的正常组织组成,因此被称为错构瘤。仅凭内镜检查很难将 PJS 息肉与其他肠道息肉区分开来。PJS 息肉可形成长蒂,使其相对活动,从而易发生肠套叠,尤其是发生在小肠内时(图 2.2)。PJS 息肉呈典型的多分叶状,表面呈乳头状。显微镜下,PJS 息肉有广泛的平滑肌增生,肌肉分支带、腺体黏膜增生(图 2.3)。这些独特的组织学特征被用来鉴别 PJS 和散在错构瘤性息肉。尽管如此,PJS 患者中也有腺瘤性息肉和增生性息肉的描述[14]。

通常认为,PJS 肠息肉病出现临床表现和肠息肉的生长, 都发生在生命的前 10 年里。PJS 息肉多见于小肠空肠段(60%~90%)。PJS 中 50%~60%的患者存在结肠息肉[15]。胃息肉和出现在胆囊和膀胱中的肠外息肉也已被描述[16]。PJS 患者通常同时发育约 20 个息肉,其大小从几毫米到 5 厘米不等[17]。息肉相关的胃肠道症状在儿童早期很常见,超过 30%的 PJS 患者在 10 岁时报道有间歇性腹部症状。胃肠道症状的发生率随着年龄的增长而增加,导致超过一半的 PJS 患者在 20 岁之前有出现腹部症状的报道[18]。胃肠道症状可能包括反复腹痛、直肠出血、脱垂和肠梗阻。这些症状可能是由大息肉引起的,而慢性贫血和发育不良可能预示着隐匿性胃肠出血。

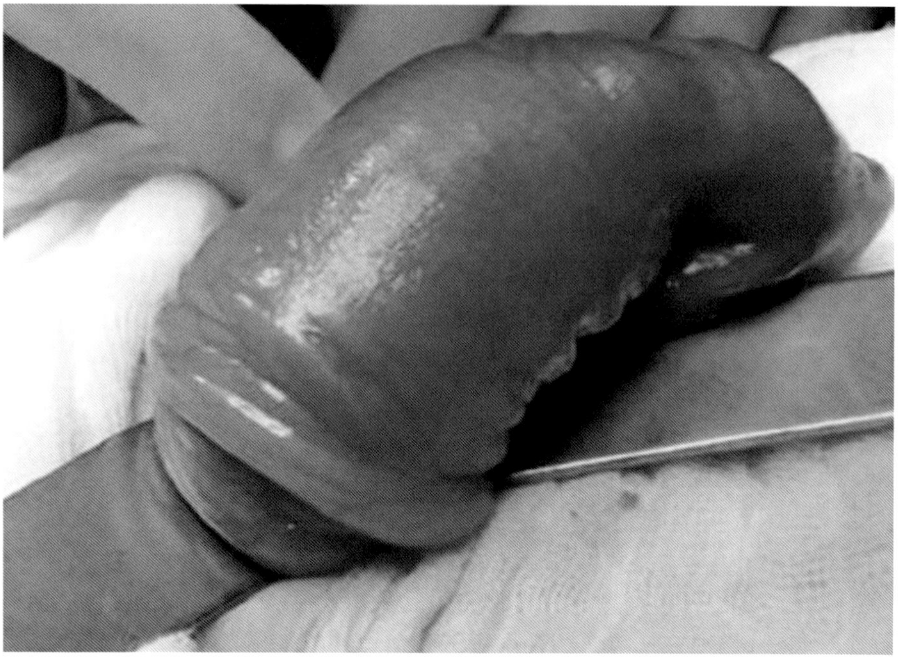

图 2.2　PJS 患者，大型带蒂息肉致小肠套叠。（微信扫描本书最后一页二维码获取高清彩图）

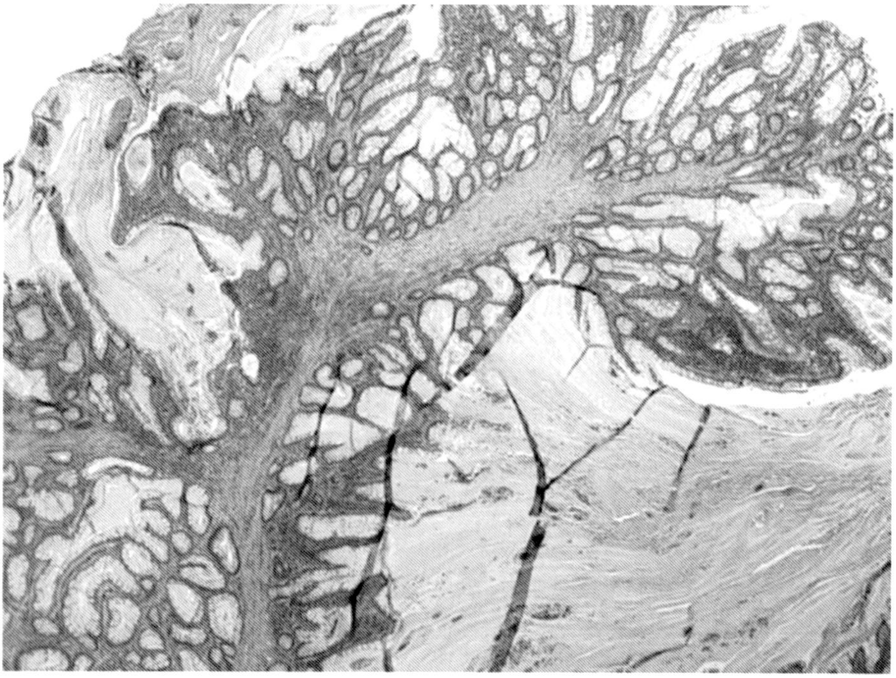

图 2.3　组织病理学观察 PJS 息肉的微观形态。可见广泛的平滑肌增生，肌束分叉，腺体黏膜增生。（威腾 / 赫德克大学赫利奥斯大学伍珀塔尔医院病理科 Danriel Goedde 博士提供）。（微信扫描本书最后一页二维码获取高清彩图）

PJS 的诊断基于典型的临床表现和组织病理学特征、阳性的家族史和基因检测结果。如果符合下列条件之一,则应怀疑 PJS[19]:

- 2 个或 2 个以上 PJS 特征性错构瘤性息肉;
- 有 PJS 家族史个体的 PJS 典型息肉;
- 有 PJS 家族史的个体出现特征性黏膜皮肤黑色素沉着;
- PJS 典型息肉伴有特征性黏膜皮肤黑色素沉着。

所有可疑患者都应该接受基因咨询和基因检测。值得注意的是,由于散发性突变的存在,一些 PJS 临床症状患者可能没有相关家族史。Aretz 等研究发现,超过 94%符合 PJS 临床诊断标准的患者存在致病性 STK11 突变[20]。这一发现表明了临床上建立的 PJS 诊断标准的准确性。

PJS 与终身恶性肿瘤风险显著增加有关。Hearle 和同事调查了 419 名 PJS 患者的癌症风险,发现癌症发展的风险从 20 岁时的 2%上升到 70 岁时的 85%。与一般 70 岁人群患癌症的风险相比,PJS 患者患癌症的风险增加了近 4 倍[21]。在这项研究中,患胃肠道癌症的风险从 30 岁时的 1%上升到 70 岁时的 57%。

与腺瘤相似的错构瘤癌序列被认为是 HPS 患者从良性错构瘤性息肉发展为恶性肿瘤的途径[22]。在胃肠道中,70 岁时患大肠癌的风险最高,达到 40%~60%。这一发现与 Gi-ardiello 等人的系统性回顾结果一致[23]。在这项荟萃分析中,PJS 患者小肠癌和胃癌的累积风险分别为 13%和 29%。

PJS 的影像学表现

虽然存在特异性的临床诊断标准,但是影像学在 PJS 的诊断、监测和治疗中发挥着巨大的作用。传统的利用对比剂增强的放射学技术,如钡剂追踪检查、小肠灌肠、双对比灌肠等已被应用于 PJS 患者。然而,在小肠灌肠和双对比灌肠检查后有相当大的假阴性结果的风险,因此,这两种技术现今几乎已不再使用。如今,高分辨率超声、多排螺旋 CT 和高分辨率磁共振成像已经彻底改变了 PJS 的影像学诊断。

腹部超声对 PJS 患者来说是一种容易获得且效果良好的初筛影像学工具。小肠大息肉和小肠套叠可通过腹部超声轻易而明确地诊断。肠套叠在腹部超声中表现为“炸圈”征或“假肾”征,外区低回声是水肿的肠壁,中心高回声是套叠的肠系膜脂肪[24]。遗憾的是,腹部超声对诊断结肠病变的作用有限[25]。此外,腹部超声检查的结果可能受到患者和检查者自身因素的限制, 如肥胖和检查者的专业技术水平。这些因素极大地限制了腹部超声在 PJS 患者检查和治疗中的应用,特别是在相当常见的紧急环境中。

多排螺旋计算机断层扫描(CT)已成为紧急情况下的首选影像学方式。肠套叠在增强CT上很容易诊断，而且通常可以定位受累及的肠区[21]。在紧急情况下，CT可以结合血管造影来定位消化道出血的来源[26]。虽然必须有显著出血(1mL/min)才能看到造影剂外渗，但CT上确定出血源为放射血管造影介入提供了一种可替代内镜或外科治疗的选择。

另一种检查反复性胃肠出血引起的慢性贫血的诊断方法是使用 ^{99m}Tc 标记的红细胞进行“出血核素扫描”[27]。由于肠息肉病的胃肠道出血通常是间歇性和发作性的，所以可能需要长时间的成像来确定出血的来源。Bunker 等人认为，83%的 RBC 闪烁成像阳性发现是在应用后大约 90min 后检测到的[28]。该技术的另一个优点是它能够检测到速率低至0.04~0.1mL/min 的出血[29,30]。

PJS 的另一种放射诊断工具是磁共振成像(MRI)。MRI 在评估 PJS 患者肠息肉病中的价值尚有争议。Caspari 等在比较 MRI 与胶囊内镜对肠息肉患者诊断准确性的分析中报道，MRI 可漏诊小于 5mm 的息肉。然而，两种诊断工具对较大息肉(≥15mm)的检出率没有差异[31]。最近的一项研究证实，MRI 对 PJS 患者有良好的诊断效果[32]，已经提出了两种MRI方案用于 PJS 的成像，第一种是通过口服肠内造影剂；第二种是通过鼻胃管将肠内造影剂直接注入小肠[32,33]。这两种情况均使用双相造影剂进行磁共振灌肠造影检查，并在肠道病变和腔内造影剂之间获得高对比度。Maccioni 等人的研究表明，仰卧位和俯卧位的磁共振灌肠造影检查，即使是 3mm 左右的细小息肉也能非常有效地检测出来。在该研究中，磁共振灌肠造影检查和内镜检查对于小息肉的总体符合率为 75%，对于≥15mm 的息肉符合率为 93%[32]。

除了在肠道息肉筛查方面的作用外，MRI 还有助于对息肉进行更精确的解剖定位，并可指导内镜和微创手术的干预[34]。MRI 也可以对肠外疾病表现进行诊断。此外，由于 MRI 无辐射且无创，是筛查 PJS 患者的一个有吸引力的选择，这些患者通常较年轻，且不是常规内镜监测的目标人群。此外，对可能发生手术后肠管狭窄的患者，MRI 也有价值。

内镜检查在 PJS 中的应用

虽然指导 PJS 患者开始内镜检查的数据不一致，但内镜在 PJS 的诊断、监测和管理中起着关键作用。Peutz-Jeghers 息肉最好在引起肠套叠和梗阻、发育不良或变得太大而无法内镜下切除之前进行内镜切除。

PJS 的内镜检查包括标准上消化道内镜、结肠镜、双气囊内镜(DBE)和视频胶囊内镜(VCE)。双气囊内镜检查是推进式内镜检查的改进。DBE 可以通过上消化道以顺行技术进行，也可以结合结肠镜检查以逆行方式进行，以解决小肠远端的病理问题[35]。

Ell 等人在一项欧洲多中心研究中,分析了来自 3 个欧洲医学中心的 100 例小肠病变患者,研究 DBE 的可行性、诊断和治疗效果。64 例患者以反复性慢性小肠出血为主,8 例为小肠息肉病。平均插入深度:口腔入路(220 ± 90)cm,肛门入路(130 ± 80)cm。72%的病例小肠完全可见,42%的病例进行了内镜介入治疗。未记录手术并发症[36]。May 等人最近的一项研究报道了 353 例接受 DBE 的患者诊断率为 78%。使用口腔入路，小肠的中位数为 270cm,而通过肛门入路的中位数为 150cm。在这项研究中,60%的 DBE 是由于小肠出血而进行的,具有很高的诊断率和治疗率。考虑许多 PJS 患者存在小肠出血,这些研究的结果是非常令人鼓舞的[37]。

视频胶囊内镜检查(VCE)可以对小肠进行可视化检查,从而能够检测小肠病变[38–40]。在一项回顾性研究中,Burke 等研究了 VCE 在监测小肠息肉病中的价值[41]。研究人群包括 19 例患者,分别为 15 例家族性腺瘤性息肉病(FAP)患者和 4 例 PJS 患者。75%的 PJS 患者完成了 VCE。有 1 例在 7 小时后提前停止记录。VCE 的发现结果导致了进一步的干预,包括对 50%的 PJS 患者进行手术切除。

此外,Gupta 团队开展了一项前瞻性临床研究，纳入 19 例的患者，共计 41 个大息肉(直径 >10mm)[42],对磁共振肠道造影和 VCE 的诊断价值进行了比较研究,研究表明,两种诊断方法的结果差异不显著。虽然 VCE 漏诊了 3 个大息肉(直径 >15mm),但对较小的息肉的诊断率更高。Schulmann 等人开展的另一项临床研究所纳入的 4 例大息肉患者中[43],VCE 漏诊了 1 例,这一缺陷很大程度归因于腔内容物、视野限制、捕获缓慢以及上消化道转运时间过快等因素[44,45],同时造成了 VCE 在肠息肉诊断和监测方面的局限性。除此之外,我们发现已经有 VCE 操作中产生的需要紧急手术的肠梗阻的病例,因此面对小肠息肉的患者,临床医生进行 VCE 操作时应必须谨慎。

监测

PJS 患者和高危个体应进行特异性症状的胃肠和结肠外监测。我们将不在这里讨论结肠外表现，因为它超出了本章的范围。监测的目的是观察肠道息肉的发展和预防性治疗(取决于大小),以防止机械性梗阻和出血并发症,这些并发症主要是由于急诊手术和小肠切除而引起的重大并发症。在 PJS 中进行肠道监测的另一个基本原理是通过早期内镜下息肉切除错构瘤癌序列的息肉,以防止良性息肉向癌症转化。

根据欧洲指南,8 岁时应开始使用上消化道内镜和结肠镜进行基础的内镜监测，以便确定儿童或青春期早期有息肉相关并发症风险的个体。根据大量报道的 PJS 患者,以及我们自己的经验,小于 8 岁的患者出现肠套叠需要紧急手术干预,目前正在修订这些欧洲指南。甚至在没有任何腹部症状的情况下，也可能需要在更早的时候开始监测。无论如何，对于已知的PJS家族和出现腹痛的儿童，在随后的诊断程序中排除小肠息肉是必须的。此外，贫血是相关息肉形成的有效替代性标志。所有病例应每2~3年进行一次监测，以评估个别息肉的生长情况。随着年龄的增长，进展为癌症的风险增加，建议此后每1~2年进行一次内镜检查[18]。Giardiello和他的同事们也提出了类似的监测计划[17]。Dunlop等人[46]和Hemminki[47]建议18岁时进行内镜检查，而我们小组认为这太晚了。Dunlop等人推荐的筛查频率为3年，而Hemminki则建议2~5年筛查一次。这些相互矛盾的建议提示，这些建议和指南所依据的证据水平不高。尽管如此，监测最好在专门管理肠息肉综合征患者的医学中心进行，并且上述建议应根据个别疾病情况进行调整。EHTG（欧洲遗传肿瘤组，www.ehtg.org）基于更多协同数据的评估，下一个动态指南于2020年初完成，对现有文献进行了全面审查，并对上述建议进行了彻底修订。

PJS的管理

PJS患者可以采用手术和非手术两种方式进行治疗。手术和非手术策略的结合提高了成功率，并可能降低发病率风险。因此，PJS患者最好在由胃肠病学专家和胃肠外科医生组成的跨学科环境中进行管理。

非手术治疗通常包括内镜下的息肉切除或止血处理。内镜下息肉切除可能预防PJS癌症的论点来自散发性腺瘤性息肉患者的数据。散发性腺瘤性肠癌已被证明是在腺瘤癌序列的逐步转化过程中发展起来的。内镜下息肉切除与该组患者癌症的减少有关[48,49]。与散发性癌症相似，PJS的肠癌被认为遵循相似的序列，即错构瘤癌序列。因此，内镜下息肉切除同样可以降低PJS患者发生肠癌的风险。Latchford等人的回顾性研究结果支持这一观点[50]。因此，建议采用标准的上消化道内镜和结肠镜联合息肉切除术，以降低PJS患者的癌变风险，更重要的是降低息肉相关并发症的风险。到目前为止，有太多的PJS患者患有短肠综合征，这是由于息肉套叠导致小肠梗阻时的紧急手术所造成的。

PJS中的小肠息肉是具有挑战性的问题，因为光是检测就已令人不适，切除息肉时更是具有侵入性的。与传统的肠切除相比，DBE和术中小肠镜检查（IOE）代表了两种应优先考虑的处理方法，即保留器官、微创的方法。在经验丰富的中心，DBE已经发展成为一个很好的选择，即便是对于在之前做过腹部手术的人来说也是如此。Gao等人报道了13例PJS患者DBE的成功率为100%，其中11例（85%）有腹部手术史[51]。来自日本的Sakamoto等人的另一项研究中，15例PJS患者行88次DBE，其中80.7%的患者行小肠息肉切除术[52]。有趣的是，在本研究的6例肠套叠（3例有症状，3例无症状）中，有5例成功地用 DBE 治疗。本研究的并发症发病率为 6.8%，包括胰腺炎（2.7%）、迟发性出血（2.7%）和肠穿孔（1.4%）。

不能通过 DBE 修正的小肠病变最好通过术中肠镜检查（IOE）来处理。IOE 可以在腹腔镜或开腹手术期间进行。术中经小肠切开术的内镜可以识别并清除小肠息肉，而不需要进行多次小肠切开术，相应减少了术后肠瘘的风险。此外，IOE 中所有检测到的息肉的切除（“清扫”）都可能会减少重复肠切除的需要，并降低短肠综合征的风险[53]。更重要的是，与触诊和透射法相比，IOE 在检测息肉方面具有更高的灵敏度。在 Spigelman 等人的一篇论文中，IOE 检测出的息肉比其他方法增加了约 38%[54]。IOE 可以在跨学科的环境下进行，包括介入内镜和胃肠道手术。这种混合手术不仅有助于整个小肠的可视化，而且也使小肠病理的识别和管理成为可能[55]。尽管据报道触诊和透照的成功率较低，但 PJS 患者在手术期间进行任何形式的小肠检查的必要性怎么强调都不为过。

随着内镜技术的进步，传统的微创手术或开放手术被保留用于治疗不能接受内镜检查的病例，以及患内镜并发症和恶性肿瘤的病例。对于非恶性指征者，应首先行保肠技术处理。如有需要，应尽可能限制选取肠切除，以降低短肠综合征的风险。重度异型增生和癌症应按照肿瘤学原则处理。

结肠和直肠的预防性手术在 PJS 中不起主要作用。然而，预防性的胃手术和胰腺手术最近一直受到关注，因为低估了癌症的发病率。欧洲遗传肿瘤组织（EHTG）的最新建议有望在评价这些器官预防措施的价值方面得到特别关注。在此之前，所有关于预防性手术的决定都必须基于息肉数量、不典型增生或恶性肿瘤、家族史和个人风险降低的选择。目前，预防性手术在 PJS 的治疗中还没有明确的作用。

幼年性息肉病综合征

幼年性息肉病综合征（JPS）也是常见的错构瘤性息肉病综合征，发病率为 1/160 000~1/100 000[56,57]。JPS 的特征是多发性幼年息肉，与终身癌症风险增加有关[19]。JPS 息肉病 98% 以上累及大肠（结肠和直肠），14% 累及胃，2%~7% 累及十二指肠，7% 累及小肠[58,59]。除结直肠癌风险增加外，JPS 还与其他胃肠道（胃、十二指肠、小肠）和胰腺癌风险升高有关。

JPS 是一种常染色体显性遗传性疾病，由 SMAD4（Smad 信号转导蛋白家族）或 BMPR1A（骨形态发生蛋白受体 1A）基因的胚系突变引起，这两个抑癌基因都属于转化生长因子 –β（TGF–β）或骨形态发生蛋白（BMP）分子家族，是 TGF–β 和 BMP 信号转导的中介，影响细胞生长、抑制和凋亡。在高达 60%的 JPS 患者中发现了 SMAD4 和 BMPR1A 基因的致病变异[60,61]。SMAD4 致病突变，除了在肿瘤发生中的作用外，还与幼年性息肉病—遗传性出血性毛细血管扩张重叠综合征有关。有趣的是，染色体 10q22~q23 上的 BMPR1A 和 PTEN 基因位点均发生微缺失，常见于表现为早发性 JPS 和 PTEN 错构瘤—肿瘤综合征特征的患者，且均表现为严重的表型。到目前为止，由于缺乏数据，不足以支撑对幼年性息肉病与 SMAD4 和 BMPRIA 基因型－表型相关性的研究。然而，出血性毛细血管扩张重叠综合征似乎只与SMAD4 突变相关。这些基因作为肿瘤抑制因子的推测作用及与息肉形成相关的体细胞改变（二次打击）谱仍有待研究。

受影响的个体通常会出现大量的肠道息肉。散发性孤立性幼年性大肠息肉约占儿科人数的 2%[62]。与 JPS 中的幼年性息肉不同，孤立性的幼年性息肉与结直肠癌风险的增加无关[62]。与致病性的 BMPR1A 变异相比，SMAD4 的致病性变异与更具侵袭性的胃肠道表型相关，除了胃息肉和小肠息肉的发病率更高外，腺瘤、不典型增生和癌症的发病率也更高（图 2.4）[63]。

诊断 JPS 的临床标准包括[19]：

- 大肠内同时或不同时出现 5 个或 5 个以上的幼年性息肉；
- 消化道内有多个幼年性息肉；
- 有 JPS 家族史者有任何数量的幼年性息肉。

Sachatello 等人根据临床表型将 JPS 分为 3 类[64]。第 1 类称为幼年性息肉病。这种形式的 JPS 在儿童早期表现为胃、小肠和大肠的泛发性息肉。受影响的婴儿通常会出现慢性腹泻、营养不良、出血和肠套叠，其结果通常是致命的。此外，还可能出现其他一些先天性异常，如肌张力减退和大头畸形[65]。第 2 类被称为幼年性结肠息肉病，息肉局限于大肠，而第 3 类是泛发性息肉。结肠和泛发性 JPS 通常出现在儿童后期或成年时期[66]。Coburn 等人发现，结肠息肉病出现在 5~15 岁，而泛发性则出现在更年轻的年龄[67]。

Rozen 等人在特拉维夫收集的数据显示，超过 70%的病例中胃肠道出血是最常见的症状[68]。其他常见的表现有腹痛、腹泻、肠梗阻和直肠息肉脱垂[69]。与许多遗传性息肉综合征一样，JPS 患者的肠外表现已被描述[70]。JPS 与癌症风险的显著增加有关。Kinzler 和 Vogelstein 推测 JPS 的癌变是通过所谓的“景观机制”发展起来的。这一假说是基于观察到染色体 10q22 上 BMPR1A 基因位点的遗传变异主要发生在幼年息肉的间质中。根据景观机制，一个异常的基质环境对癌症的转化来说是次要的[71]。JPS 中增生基质的分泌产物造成了异常的基质微环境，影响了邻近的上皮。损伤的上皮再生易导致异型增生和肿瘤的发生。

Howe 等研究表明，29 例 JPS 患者中有 16 例发展为癌症，其中分别有 11 例患有结直肠癌，4 例患有胃癌，1 例患有胰十二指肠癌[66]。在 Rozen 等人进行的一项犹太人队列研究中，报道的癌症发病率为 22.9%[68]，这一发现与 Agnifili 等人的文献综述结果一致，该研究

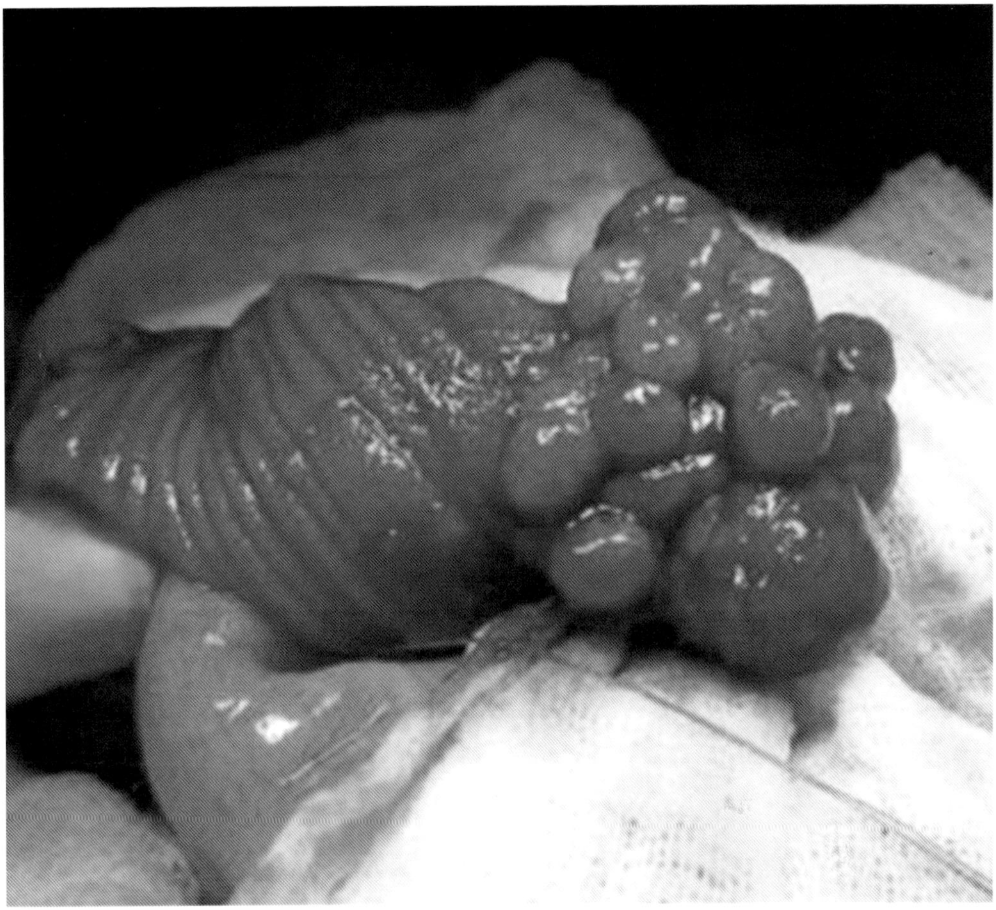

图 2.4　携带 BMPRIA和 PTEN 突变的 10 个月儿童的严重小肠息肉病。(微信扫描本书最后一页二维码获取高清彩图)

表明,JPS 患者的癌症发病率超过 17%[72]。癌症的患病风险在 20 岁时就开始了,在 30 多岁时增加。Brosens 等根据约翰·霍普金斯息肉病注册表预测 JPS 患者的 CRC 终身风险为 38.7%[65]。然而,JPS 的发病时间与癌症风险之间没有相关性。

与其他遗传性息肉病综合征一样,JPS 的诊断基于临床怀疑的典型特征和家族史。诊断是在遗传咨询和检测后得出的。基因检测的目的是确认诊断和识别危险个体,以确定未来的监测策略。此外,基因检测可能是将 JPS 患者与 Cowden 综合征(CS)和 Bannayan-Riley-Ruvalcaba 综合征(BRRS)等其他疾病鉴别的唯一手段,后者也可能出现幼年性息肉[73]。与出血性毛细血管扩张症(HHT)的相关性发生在 20%~30%的患者中,并且似乎完全归因于 SMAD4 突变。HHT 的发病率远高于 JPS,最常见的临床症状包括反复性鼻出血(流鼻血),通常从儿童开始,皮肤或黏膜毛细血管扩张症通常出现较晚,并随着年龄的增长而增加，贫血可能成为本病的重要组成部分。内脏动静脉畸形（AVM）通常是无症状的，但可以导致并发症，产生多样化的表现。这种遗传性疾病主要是由于ENG(9q34.11)或ACVRL1（12q13.13）的致病变异所致，这些变异基因编码与血管发育和毛细血管生成稳态有关的蛋白。在1%~3%的病例中发生了SMAD4突变，并导致与幼年性息肉病相关的HHT。在这些病例中，由于出血、严重贫血等症状的重叠，可以更早做出诊断。

监测和管理

由于缺乏高质量调查的数据，对JPS的监测建议主要基于专家意见。虽然不同的建议在基础监测的时间上有所出入，但在监测方法方面有很好的共识。Howe等人建议在15岁或首次出现症状时对小肠和大肠进行基础内镜筛查[74]。另一方面，Dunlop等人建议在15~18岁时进行基础结肠镜筛查。之后每隔1~2年筛查1次。根据该方案，上消化道内镜检查应从25岁开始，每1~2年重复1次[46]。

我们主张遵循Howe等人的建议，对15岁的无症状病例或患者开始出现症状时，就使用上消化道内镜和结肠镜进行内镜监测。如果无息肉病，则应每2~3年复查1次，或在切除息肉后每年复查1次，直到无息肉为止，每2~3年再复查1次。监测方案包括腹部磁共振灌肠造影（MR-enteroclysis），每2~3年检查十二指肠后的小肠段（图2.5）。

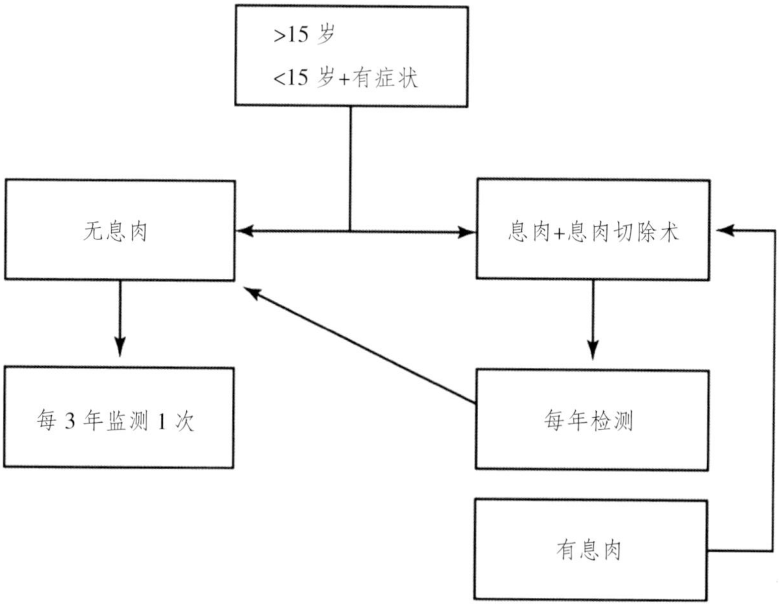

图 2.5 错构瘤性息肉病综合征合并肠息肉病的监测方案（PJS 和 JPS）。

治疗的选择和优先级取决于有无症状的出现（出血、慢性腹泻伴有蛋白缺失或肠梗阻)、严重的不典型增生或癌症。JPS 患者的治疗有手术和非手术两种选择。内镜干预包括息肉切除和出血处理。

JPS 手术治疗的适应证包括内镜无法处理的症状(菜花样进展、大量息肉),反复出血伴严重贫血、肠梗阻和慢性腹泻。此外,内镜治疗的并发症可能需要外科治疗。伴或不伴重度不典型增生的重度息肉病和癌症可能需要手术治疗,包括预防性手术。

在某些病例中,胃息肉病可能是主要表现,在息肉较少的情况下应行内镜治疗。有趣的是,大多数严重胃部受累的病例都与 SMAD4 突变有关。内镜下处理显著的胃息肉可能在技术上具有挑战性,对于反复性出血、严重贫血和(或)异型增生的患者来说,是不合理的选择。考虑胃癌的总体相关风险,这些病例最好通过预防性全胃切除术来处理。严重者应及早考虑胃手术,以最大限度地降低因反复出血和慢性贫血而导致的死亡率。为了达到最佳的长期生存质量(QOL),在胃切除时建立空肠造瘘应该是这些 JPS 患者的最佳选择[75]。

在有局限性远端息肉的情况下，结直肠息肉的手术选择可能包括结肠次全切除加回乙状结肠或回肠直肠吻合术,这似乎是常规选择而不是特例。与标准的结直肠切除加回肠造瘘手术相比,这种侵袭性较小的手术方式作为家族性腺瘤性息肉病(FAP)患者的标准建议,其优点是生活质量更好,因为保留结肠或直肠,大便频率降低。这一选择必须辅以术后频繁的内镜下对保留直肠的监测和随后的息肉切除。然而重要的是,要告知患者,由于直肠息肉可能复发,故而后期依然长期存在结直肠切除的风险[76,77]。鉴于这种发展可能性的存在,在某些情况下,以结直肠切除术的形式进行扩大切除术可能是一个合理的选择,并应根据息肉病个体和家族史进行讨论。当息肉主要发生在右半结肠时,可以选用节段性结肠切除术。再次强调,在个体化的基础上,这个选择可以作为结肠次全切除术的一个很好的替代选择,并且应该根据息肉的数量和分布来指导。

JPS 是否进行胃和结直肠的预防性手术,是一个非常个体化的决策过程,必须让患者知情并参与。错构瘤性息肉综合征与家族性腺瘤性息肉病(FAP)不同,其癌症风险较低,且没有表现出充分的症状。然而,对于无法通过内镜治疗的严重息肉病的 JPS 患者,可以合理地考虑预防性手术。同样,严重腹泻、不典型增生或下消化道出血及结直肠癌阳性家族史可能会指导有关预防性手术需求的决策[65]。

尽管闭合直肠切除后的结肠系膜和直肠系膜绝对是接受预防性结肠切除术的 JPS 患者的一种选择，但对遗传性息肉病综合征患者的管理，我们更提倡应用肿瘤切除术[78,79]。JPS 患者可能存在一些未发现的不典型增生或癌症的风险,这些风险只有在手术组织病理学上才变得明显。应用肿瘤学切除术,是通过全结肠系膜切除术(CME)、部分直肠系膜切除术（PME）或全直肠系膜切除术来进行直肠清扫，在偶发癌症病例中可以不再重新进行淋巴结清扫。

JPS 患者的结直肠切除后应使用回肠造瘘进行恢复性治疗。因此，对于严重直肠息肉、不典型增生或恶性肿瘤的患者，应考虑行复原性结直肠切除联合回肠储袋肛管吻合术（IPAA）。对于 JPS 患者来说，该手术并不适用。在这里讨论的所有预防性手术中，最好是行微创手术，其他均为第二选择。除了许多已知的微创手术的短期优势外，与开腹手术相比，腹腔镜复原性结直肠切除术后的女性患者还具有可持续改善生活质量（QOL）的长期优势，包括较少出现疝气、粘连及妊娠率更高[80]。由于 JPS 患者通常都很年轻，在治疗患者时，对于保持良好生活质量应该是主要关注点，并要求采用经验丰富的、多学科的方法。

PTEN 错构瘤肿瘤综合征

PTEN 错构瘤肿瘤综合征（PHTS）包括 4 个临床明显的综合征，即 Couden 综合征（CS）、Bannayan-Riley-Ruvalcaba 综合征（BRRS）、Protens 综合征（PS）和 Proteus 样综合征。这些综合征与肿瘤抑制基因 PTEN 的种系突变有关。种系突变导致不受调控的细胞增殖，从而形成错构瘤。与上述错构瘤综合征相似，PHTS 是常染色体显性遗传[7]。

1963 年，Lloyd 和 Dennis 首次在一例 20 岁的女性患者身上发现了 Cowden 综合征，并以此命名该疾病[81]。CS 通常在儿童后期发现，以多发性错构瘤为特征。在 30 岁以上的患者中，超过 99%的患者都有皮肤黏膜表现，包括毛根鞘瘤、乳头状丘疹、肢端和足底角化病。其他常见的 CS 表现包括巨头畸形、大头畸形、多发性硬化症和 Lhermitte-Duclos 病。胃肠道息肉较少见，通常无症状。CS 与甲状腺、子宫内膜和乳腺发生良恶性肿瘤的风险增加有关[82]。

BRRS 不同于 CS，BRRS 是一种先天性疾病，通常在很小的时候就被诊断出来，常见的临床表现包括大头畸形、血管瘤、阴茎色素斑块、出生体重过高、脊柱侧弯、肠息肉、发育迟缓等[82]。BRRS 是在出现临床特征和 PTEN 突变的基因检测后诊断出来的[83]。

Proteus 综合征和 Proteus 样综合征是一种罕见的复杂综合征，其特征是不同组织的快速发展和过度生长。与 BRRS 相似，Proteus 综合征和 Proteus 样综合征通常是先天性的。痣和角化过度是最常见的特征性临床表现[84]。

一般来说，PHTS 患者的肠道疾病负担较低，患肠癌的风险不高于正常人群。

总结

错构瘤性息肉综合征是常染色体显性遗传家族性综合征，包括 Peutz-Jeghers 综合征、幼年性息肉病综合征和 PTEN 错构瘤肿瘤综合征。PJS 和 JPS 是肠息肉的罕见病因。在这两种综合征中，息肉沿胃肠道的分布差异很大。虽然这两种症状可能有重叠的临床特征，包括腹痛、胃肠出血引起的贫血、肠套叠和肠梗阻，但黏膜色素沉着是 PJS 的主要特征，而慢性腹泻伴营养不良在 JPS 中很常见。这两种症状都与胃肠道癌症风险的增加有关。这两种综合征的检查诊断是相似的。遗传咨询和检测应该在早期就开始，以便对患者和有风险的亲属进行综合征特异性监测。在 JPS 中，由于广泛的息肉病可能需要进行预防性手术，而在 PJS 中，预防性手术则没有任何作用。患有这两种综合征的患者最好在包括外科医生、胃肠病科医生、放射科医生和儿科医生在内的跨学科环境中进行治疗。所有确诊的患者都应该在具有治疗这些综合征专业知识的中心进行治疗。

（高浩　倪克民　赵轩竹　译）

参考文献

1. Brosens LA, Langeveld D, van Hattem WA, Giardiello FM, Offerhaus GJ. Juvenile polyposis syndrome. World J Gastroenterol. 2011;17(44):4839–44.
2. Wang ZJ, Ellis I, Zauber P, Iwama T, Marchese C, Talbot I, et al. Allelic imbalance at the LKB1 (STK11) locus in tumours from patients with Peutz-Jeghers' syndrome provides evidence for a hamartoma-(adenoma)-carcinoma sequence. J Pathol. 1999;188(1):9–13.
3. Connor JJL. Aesculapian society of London. Lancet. 1895;2(1):169.
4. Peutz JJNMG. Over een zeer merkwaardige, gecombineerde familiaire polyposis van de slijmvliezen van den tractus intestinalis met die van de neuskeelholte en gepaard met eigenaardige pigmentaties van huid-en slijmvliezen. Nederl Maandschr Geneesk. 1921;10:134–46.
5. Jeghers H, Mc KV, Katz KH. Generalized intestinal polyposis and melanin spots of the oral mucosa, lips and digits; a syndrome of diagnostic significance. N Engl J Med. 1949;241(25):993, illust; passim.
6. Bruwer A, Bargen JA, Kierland RR. Surface pigmentation and generalized intestinal polyposis; (Peutz-Jeghers syndrome). Proc Staff Meet Mayo Clin. 1954;29(6):168–71.
7. Hobert JA, Eng CJ. PTEN hamartoma tumor syndrome: an overview. Genet Med. 2009;11(10):687.
8. Volikos E, Robinson J, Aittomaki K, Mecklin JP, Jarvinen H, Westerman AM, et al. LKB1 exonic and whole gene deletions are a common cause of Peutz-Jeghers syndrome. J Med Genet. 2006;43(5):e18.
9. Kyle J. Peutz-Jeghers syndrome. Scott Med J. 1961;6:361–7.
10. Gammon A, Jasperson K, Kohlmann W, Burt RW. Hamartomatous polyposis syndromes. Best Pract Res Clin Gastroenterol. 2009;23(2):219–31.

11. Kutscher AH, Zegarelli EV, Rankow RM, Slaughter TW. Incidence of Peutz-Jeghers syndrome. Am J Dig Dis. 1960;5:576–7.
12. McGarrity TJ, Amos C. Peutz-Jeghers syndrome: clinicopathology and molecular alterations. Cell Mol Life Sci. 2006;63(18):2135–44.
13. Amos CI, Keitheri-Cheteri MB, Sabripour M, Wei C, McGarrity TJ, Seldin MF, et al. Genotype-phenotype correlations in Peutz-Jeghers syndrome. J Med Genet. 2004;41(5):327–33.
14. Calva D, Howe JR. Hamartomatous polyposis syndromes. Surg Clin N Am. 2008;88(4):779–817.
15. Utsunomiya J, Gocho H, Miyanaga T, Hamaguchi E, Kashimure A. Peutz-Jeghers syndrome: its natural course and management. Johns Hopkins Med J. 1975;136(2):71–82.
16. Vogel T, Schumacher V, Saleh A, Trojan J, Moslein G. Extraintestinal polyps in Peutz-Jeghers syndrome: presentation of four cases and review of the literature. Deutsche Peutz-Jeghers-Studiengruppe. Int J Color Dis. 2000;15(2):118–23.
17. Giardiello FM, Trimbath JD. Peutz-Jeghers syndrome and management recommendations. Clin Gastroenterol Hepatol. 2006;4(4):408–15.
18. Beggs AD, Latchford AR, Vasen HF, Moslein G, Alonso A, Aretz S, et al. Peutz-Jeghers syndrome: a systematic review and recommendations for management. Gut. 2010;59(7):975–86.
19. Giardiello FM, Hamilton SR, Kern SE, Offerhaus GJ, Green PA, Celano P, et al. Colorectal neoplasia in juvenile polyposis or juvenile polyps. Arch Dis Child. 1991;66(8):971–5.
20. Aretz S, Stienen D, Uhlhaas S, Loff S, Back W, Pagenstecher C, et al. High proportion of large genomic STK11 deletions in Peutz-Jeghers syndrome. Hum Mutat. 2005;26(6):513–9.
21. Hearle N, Schumacher V, Menko FH, Olschwang S, Boardman LA, Gille JJ, et al. Frequency and spectrum of cancers in the Peutz-Jeghers syndrome. Clin Cancer Res. 2006;12(10):3209–15.
22. Gruber SB, Entius MM, Petersen GM, Laken SJ, Longo PA, Boyer R, et al. Pathogenesis of adenocarcinoma in Peutz-Jeghers syndrome. Cancer Res. 1998;58(23):5267–70.
23. Giardiello FM, Brensinger JD, Tersmette AC, Goodman SN, Petersen GM, Booker SV, et al. Very high risk of cancer in familial Peutz-Jeghers syndrome. Gastroenterology. 2000;119(6):1447–53.
24. Swischuk LE, Hayden CK, Boulden T. Intussusception: indications for ultrasonography and an explanation of the doughnut and pseudokidney signs. Pediatr Radiol. 1985;15(6):388–91.
25. Kurugoglu S, Aksoy H, Kantarci F, Cetinkaya S, Mihmanli I, Korman U. Radiological work-up in Peutz-Jeghers syndrome. Pediatr Radiol. 2003;33(11):766–71.
26. Korman MU. Radiologic evaluation and staging of small intestine neoplasms. Eur J Radiol. 2002;42(3):193–205.
27. Zuckier LS. Acute gastrointestinal bleeding. Semin Nucl Med. 2003;33(4):297–311.
28. Bunker SR, Lull RJ, Tanasescu DE, Redwine MD, Rigby J, Brown JM, et al. Scintigraphy of gastrointestinal hemorrhage: superiority of 99mTc red blood cells over 99mTc sulfur colloid. AJR Am J Roentgenol. 1984;143(3):543–8.
29. Smith R, Copely DJ, Bolen FH. 99mTc RBC scintigraphy: correlation of gastrointestinal bleeding rates with scintigraphic findings. AJR Am J Roentgenol. 1987;148(5):869–74.
30. Thorne DA, Datz FL, Remley K, Christian PE. Bleeding rates necessary for detecting acute gastrointestinal bleeding with technetium-99m-

labeled red blood cells in an experimental model. J Nucl Med. 1987;28(4):514–20.
31. Caspari R, von Falkenhausen M, Krautmacher C, Schild H, Heller J, Sauerbruch T. Comparison of capsule endoscopy and magnetic resonance imaging for the detection of polyps of the small intestine in patients with familial adenomatous polyposis or with Peutz-Jeghers' syndrome. Endoscopy. 2004;36(12):1054–9.
32. Maccioni F, Al Ansari N, Mazzamurro F, Barchetti F, Marini M. Surveillance of patients affected by Peutz-Jeghers syndrome: diagnostic value of MR enterography in prone and supine position. Abdom Imaging. 2012;37(2):279–87.
33. Van Weyenberg SJ, Meijerink MR, Jacobs MA, van Kuijk C, Mulder CJ, van Waesberghe JH. MR enteroclysis in refractory celiac disease: proposal and validation of a severity scoring system. Radiology. 2011;259(1):151–61.
34. Tomas C, Soyer P, Dohan A, Dray X, Boudiaf M, Hoeffel C. Update on imaging of Peutz-Jeghers syndrome. World J Gastroenterol. 2014;20(31):10864–75.
35. Yano T, Yamamoto H. Current state of double balloon endoscopy: the latest approach to small intestinal diseases. J Gastroenterol Hepatol. 2009;24(2):185–92.
36. Ell C, May A, Nachbar L, Cellier C, Landi B, di Caro S, et al. Push-and-pull enteroscopy in the small bowel using the double-balloon technique: results of a prospective European multicenter study. Endoscopy. 2005;37(7):613–6.
37. May A, Nachbar L, Pohl J, Ell C. Endoscopic interventions in the small bowel using double balloon enteroscopy: feasibility and limitations. Am J Gastroenterol. 2007;102(3):527–35.
38. Albert JG, Martiny F, Krummenerl A, Stock K, Lesske J, Gobel CM, et al. Diagnosis of small bowel Crohn's disease: a prospective comparison of capsule endoscopy with magnetic resonance imaging and fluoroscopic enteroclysis. Gut. 2005;54(12):1721–7.
39. Triester SL, Leighton JA, Leontiadis GI, Fleischer DE, Hara AK, Heigh RI, et al. A meta-analysis of the yield of capsule endoscopy compared to other diagnostic modalities in patients with obscure gastrointestinal bleeding. Am J Gastroenterol. 2005;100(11):2407–18.
40. Trifan A, Singeap AM, Cojocariu C, Sfarti C, Stanciu C. Small bowel tumors in patients undergoing capsule endoscopy: a single center experience. J Gastrointestin Liver Dis. 2010;19(1):21–5.
41. Burke CA, Santisi J, Church J, Levinthal G. The utility of capsule endoscopy small bowel surveillance in patients with polyposis. Am J Gastroenterol. 2005;100(7):1498–502.
42. Gupta A, Postgate AJ, Burling D, Ilangovan R, Marshall M, Phillips RK, et al. A prospective study of MR enterography versus capsule endoscopy for the surveillance of adult patients with Peutz-Jeghers syndrome. AJR Am J Roentgenol. 2010;195(1):108–16.
43. Schulmann K, Hollerbach S, Kraus K, Willert J, Vogel T, Moslein G, et al. Feasibility and diagnostic utility of video capsule endoscopy for the detection of small bowel polyps in patients with hereditary polyposis syndromes. Am J Gastroenterol. 2005;100(1):27–37.
44. Khalife S, Soyer P, Alatawi A, Vahedi K, Hamzi L, Dray X, et al. Obscure gastrointestinal bleeding: preliminary comparison of 64-section CT enteroclysis with video capsule endoscopy. Eur Radiol. 2011;21(1):79–86.
45. Soyer P. Obscure gastrointestinal bleeding: difficulties in comparing CT enterography and video capsule endoscopy. Eur Radiol.

2012;22(6):1167–71.
46. Dunlop MG, British Society for G, Association of Coloproctology for Great B, Ireland. Guidance on large bowel surveillance for people with two first degree relatives with colorectal cancer or one first degree relative diagnosed with colorectal cancer under 45 years. Gut. 2002;51(Suppl 5):V17–20.
47. Hemminki A. The molecular basis and clinical aspects of Peutz-Jeghers syndrome. Cell Mol Life Sci. 1999;55(5):735–50.
48. Muller AD, Sonnenberg A. Prevention of colorectal cancer by flexible endoscopy and polypectomy. A case-control study of 32,702 veterans. Ann Intern Med. 1995;123(12):904–10.
49. Thiis-Evensen E, Hoff GS, Sauar J, Langmark F, Majak BM, Vatn MH. Population-based surveillance by colonoscopy: effect on the incidence of colorectal cancer. Telemark Polyp Study I. Scand J Gastroenterol. 1999;34(4):414–20.
50. Latchford AR, Phillips RK. Gastrointestinal polyps and cancer in Peutz-Jeghers syndrome: clinical aspects. Familial Cancer. 2011;10(3):455–61.
51. Gao H, van Lier MG, Poley JW, Kuipers EJ, van Leerdam ME, Mensink PB. Endoscopic therapy of small-bowel polyps by double-balloon enteroscopy in patients with Peutz-Jeghers syndrome. Gastrointest Endosc. 2010;71(4):768–73.
52. Sakamoto H, Yamamoto H, Hayashi Y, Yano T, Miyata T, Nishimura N, et al. Nonsurgical management of small-bowel polyps in Peutz-Jeghers syndrome with extensive polypectomy by using double-balloon endoscopy. Gastrointest Endosc. 2011;74(2):328–33.
53. Edwards DP, Khosraviani K, Stafferton R, Phillips RK. Long-term results of polyp clearance by intraoperative enteroscopy in the Peutz-Jeghers syndrome. Dis Colon Rectum. 2003;46(1):48–50.
54. Spigelman AD, Thomson JP, Phillips RK. Towards decreasing the relaparotomy rate in the Peutz-Jeghers syndrome: the role of peroperative small bowel endoscopy. Br J Surg. 1990;77(3):301–2.
55. Kopacova M, Tacheci I, Rejchrt S, Bures J. Peutz-Jeghers syndrome: diagnostic and therapeutic approach. World J Gastroenterol. 2009;15(43):5397–408.
56. Burt RW, Bishop DT, Lynch HT, Rozen P, Winawer SJ. Risk and surveillance of individuals with heritable factors for colorectal cancer. WHO Collaborating Centre for the Prevention of Colorectal Cancer. Bull World Health Organ. 1990;68(5):655–65.
57. Chevrel JP, Amouroux J, Gueraud JP. 3 cases of familial juvenile polyposis. Chirurgie. 1975;101(10):708–21.
58. Woodford-Richens K, Bevan S, Churchman M, Dowling B, Jones D, Norbury CG, et al. Analysis of genetic and phenotypic heterogeneity in juvenile polyposis. Gut. 2000;46(5):656–60.
59. Hofting I, Pott G, Stolte M. The syndrome of juvenile polyposis. Leber Magen Darm. 1993;23(3):107–8, 11–2.
60. Aretz S, Stienen D, Uhlhaas S, Stolte M, Entius MM, Loff S, et al. High proportion of large genomic deletions and a genotype phenotype update in 80 unrelated families with juvenile polyposis syndrome. J Med Genet. 2007;44(11):702–9.
61. van Hattem WA, Brosens LA, de Leng WW, Morsink FH, Lens S, Carvalho R, et al. Large genomic deletions of SMAD4, BMPR1A and PTEN in juvenile polyposis. Gut. 2008;57(5):623–7.
62. Nugent KP, Talbot IC, Hodgson SV, Phillips RK. Solitary juvenile polyps: not a marker for subsequent malignancy. Gastroenterology. 1993;105(3):698–700.

63. Handra-Luca A, Condroyer C, de Moncuit C, Tepper M, Flejou JF, Thomas G, et al. Vessels' morphology in SMAD4 and BMPR1A-related juvenile polyposis. Am J Med Genet A. 2005;138A(2):113–7.
64. Sachatello CR, Hahn IS, Carrington CB. Juvenile gastrointestinal polyposis in a female infant: report of a case and review of the literature of a recently recognized syndrome. Surgery. 1974;75(1):107–14.
65. Brosens LA, van Hattem A, Hylind LM, Iacobuzio-Donahue C, Romans KE, Axilbund J, et al. Risk of colorectal cancer in juvenile polyposis. Gut. 2007;56(7):965–7.
66. Howe JR, Mitros FA, Summers RW. The risk of gastrointestinal carcinoma in familial juvenile polyposis. Ann Surg Oncol. 1998;5(8):751–6.
67. Coburn MC, Pricolo VE, DeLuca FG, Bland KI. Malignant potential in intestinal juvenile polyposis syndromes. Ann Surg Oncol. 1995;2(5):386–91.
68. Rozen P, Samuel Z, Brazowski E, Jakubowicz M, Rattan J, Halpern Z. An audit of familial juvenile polyposis at the Tel Aviv Medical Center: demographic, genetic and clinical features. Familial Cancer. 2003;2(1):1–7.
69. Merg A, Howe JR. Genetic conditions associated with intestinal juvenile polyps. Am J Med Genet C Semin Med Genet. 2004;129C(1):44–55.
70. Brosens LA, van Hattem WA, Jansen M, de Leng WW, Giardiello FM, Offerhaus GJ. Gastrointestinal polyposis syndromes. Curr Mol Med. 2007;7(1):29–46.
71. Kinzler KW, Vogelstein B. Landscaping the cancer terrain. Science. 1998;280(5366):1036–7.
72. Agnifili A, Verzaro R, Gola P, Marino M, Mancini E, Carducci G, et al. Juvenile polyposis: case report and assessment of the neoplastic risk in 271 patients reported in the literature. Dig Surg. 1999;16(2):161–6.
73. Olschwang S, Serova-Sinilnikova OM, Lenoir GM, Thomas G. PTEN germ-line mutations in juvenile polyposis coli. Nat Genet. 1998;18(1):12–4.
74. Howe JR, Ringold JC, Hughes JH, Summers RW. Direct genetic testing for Smad4 mutations in patients at risk for juvenile polyposis. Surgery. 1999;126(2):162–70.
75. Chen W, Jiang X, Huang H, Ding Z, Li C. Jejunal pouch reconstruction after total gastrectomy is associated with better short-term absorption capacity and quality of life in early-stage gastric cancer patients. BMC Surg. 2018;18(1):63.
76. Oncel M, Church JM, Remzi FH, Fazio VW. Colonic surgery in patients with juvenile polyposis syndrome: a case series. Dis Colon Rectum. 2005;48(1):49–55; discussion -6.
77. Scott-Conner CE, Hausmann M, Hall TJ, Skelton DS, Anglin BL, Subramony C. Familial juvenile polyposis: patterns of recurrence and implications for surgical management. J Am Coll Surg. 1995;181(5):407–13.
78. Ambe PC, Möslein G. Surgical management of hereditary colorectal cancer. Mini-invasive Surg. 2018;2:37.
79. Dörner J, Ambe PC, Möslein G. Chirurgische Prävention hereditärer gastrointestinaler Tumordispositionen. Onkologe. 2017;23(6):446–52.
80. Bartels SA, D'Hoore A, Cuesta MA, Bensdorp AJ, Lucas C, Bemelman WA. Significantly increased pregnancy rates after laparoscopic restorative proctocolectomy: a cross-sectional study. Ann Surg. 2012;256(6):1045–8.
81. Lloyd KM 2nd, Dennis M. Cowden's disease. A possible new symptom complex with multiple system involvement. Ann Intern Med. 1963;58:136–42.

82. Brownstein MH, Wolf M, Bikowski JB. Cowden's disease: a cutaneous marker of breast cancer. Cancer. 1978;41(6):2393–8.
83. Zhou XP, Waite KA, Pilarski R, Hampel H, Fernandez MJ, Bos C, et al. Germline PTEN promoter mutations and deletions in Cowden/Bannayan-Riley-Ruvalcaba syndrome result in aberrant PTEN protein and dysregulation of the phosphoinositol-3-kinase/Akt pathway. Am J Hum Genet. 2003;73(2):404–11.
84. Cohen MM Jr. Overgrowth syndromes: an update. Adv Pediatr Infect Dis. 1999;46:441–91.

第 3 章

家族性腺瘤性息肉病：结肠和直肠的预防治疗

Chady Atallah, Francis M.Giardiello, Jonathan Efron

引言

家族性腺瘤性息肉病(FAP)是一种常染色体显性遗传病，是最常见的腺瘤性息肉病综合征。本病最初由 Virchow 在 1863 年描述[1]，是由位于染色体 5q21 上的抑癌基因 APC 突变引起的。本病最典型的临床特征是早期出现成百上千的结肠腺瘤，其结肠外表现包括胃和十二指肠息肉，增加了这些器官发生恶性肿瘤的风险。

FAP 的发病率为 1/15 000~1/10 000。性别及种族与发病无关。本病的外显率非常高，如果不治疗，95%的患者平均 39 岁将发展为结直肠癌。大约 1%的结直肠癌是由 FAP 引起的。诊断 FAP 不仅对适当的患者管理至关重要，而且对于评估和调查所有高危家庭成员也是至关重要的。

一旦确诊，严密的内镜监视和预防性手术是治疗 FAP 的主要手段。其目的是预防结直肠癌，同时降低与 FAP 相关的，包括十二指肠恶性肿瘤和甲状腺恶性肿瘤在内的其他癌症的发病率和死亡率。

在本章中，我们将简要回顾 FAP 的临床表现、分子和遗传基础，并讨论主要集中在结肠和直肠疾病方面的最新建议和重要试验，以指导我们预防（化学预防和外科）并治疗这种疾病。

临床表现

大多数 FAP 患者多年来完全无症状，直到腺瘤变得更大和更多时才会出现症状。一些患者表现为非特异性症状，包括直肠出血、腹泻、黏液排出或模糊的腹痛。当腺瘤变大或发展至癌症时，患者可出现贫血、体重减轻，在罕见的情况下，大肠会出现梗阻[2]。

即使在同一个家庭，患者的表型也是可变的。当结肠和直肠有数千个息肉时，FAP被归类为重症型，当有100~1000个息肉时，FAP被归类为轻症型。在重症型FAP中，腺瘤之间通常没有正常的黏膜[2]。

衰减型FAP(AFAP)是FAP的另一个表型变异，定义为存在少于100个腺瘤性息肉。它在腺瘤性息肉病综合征中大约占6%。这种腺瘤主要出现在右半结肠，直肠常不受累。这种温和的表型很少与结肠外表现相关。患者发病常于较晚的年龄，通常为40~50岁。

与FAP相似，衰减型FAP是由APC基因突变引起的，但在基因的5'和3'末端，为常染色体显性遗传。此外，不应将其与MUTYH相关的息肉病混淆，后者与衰减性FAP临床表现类似，但是由MUTYH基因突变引起，为常染色体隐性遗传病。衰减型FAP发展为结直肠癌的风险小于FAP的风险，据估计约为80%[3]。

FAP的结肠外表现非常常见，需要特殊的评估和筛查。一方面约90%的FAP患者会出现十二指肠息肉，但只有5%会发展为十二指肠癌[4,5]。另一方面，50%的患者有胃息肉，但这些患者却很少发生胃腺癌[6]。硬纤维瘤发生在约15%的患者中，它们是局部侵袭性非转移性肿瘤，有可能变得非常大，造成严重的并发症甚至死亡。它们是导致FAP患者死亡的第三大原因，仅次于结肠癌和十二指肠癌。硬纤维瘤通常发生在术后3~5年，而且大多发生在肠系膜或腹壁，可能是由于明显的炎症反应[7]。甲状腺乳头状癌(PTC)是FAP的罕见表现，发生在2%~4%的患者中[8,9]。女性比男性更容易患PTC。其他罕见的恶性肿瘤可在FAP患者中发展，包括胰腺癌、肝母细胞瘤和髓母细胞瘤。良性病变也可能发生，特别是先天性视网膜色素上皮肥大，有60%~85%的患者存在[10]，如出现在儿童时期，通过间接检眼镜检查很容易发现。

出现4个或4个以上大面积、斑片状的基底变色对FAP具有高度特异性，阳性预测值为93%。其他良性病变包括骨瘤、表皮样囊肿、脂肪瘤和纤维瘤，这些很少需要干预。一种特殊的FAP亚型为Turcot综合征，其被定义为与中枢神经系统肿瘤相关的FAP[11,12]。

诊断和筛查

FAP的诊断首先要有完整的病史，因为大多数患者都有大量的息肉病家族史和结直肠癌家族史。高危患者允许实施筛查和基因检测[13]。没有息肉病家族史的患者亦不应排除FAP的诊断，因为15%的APC基因中的突变是自发性的[14]。

通常通过内镜确诊。其病理征象是存在100个以上腺瘤性结直肠息肉。推荐对这些患者进行基因测序，以识别特定的突变，并允许对家庭成员进行遗传筛选。如果患者息肉少于100个，但累积腺瘤超过20个，或有结肠外表现，应质疑诊断[15]。事实上，在息肉数量为

20~99 例的患者中，只有 17%的患者在基因检测中发现了特定的突变，这使得诊断更具挑战性，需要综合考虑家族史、临床表现、基因检测和高危因素。

导致 FAP 的 APC 基因突变有 850 多种。目前，多种 APC 基因检测的方法已经被开发出来。美国医学遗传学和基因组学学院目前建议对 APC 基因进行全测序[16]，以检测突变，包括通过简单的血液测试对所有 15 个编码外显子进行直接测序。87%的患者使用该技术检测到了突变，而其余患者需要额外的检测，如 MLPA、Southern blot 或实时定量 PCR 分析。

重要的是，受影响的个体应该在进行任何测试前先接受基因咨询。医生应与患者充分讨论基因检测的利弊，并应确定患者在情感上能否接受。此外，还应考虑其他影响，如筛查其他家庭成员。一旦完成了基因咨询，并且发现了家族突变，就应该对有风险的家族成员进行基因检测。这样，检测高危成员的成本就更低了，因为突变是已知的，而且可以进行位点特异性检测。基因检测应该从直系亲属的青春期开始提供，因为在 15 岁之前发生结直肠癌是非常罕见的[18]。

如果在受影响的个体没有发现突变，或者如果不进行基因检测（通常是由于患者拒绝），结肠镜检查应该对一级亲属从 10~12 岁开始每 1~2 年进行 1 次，25 岁后每 2 年进行 1 次，35 岁后每 3 年进行 1 次。如果在任何时间发现了息肉，在成年时通常应进行手术治疗[19]。

遗传学

FAP 是一种常染色体显性遗传病，患者有 50%的机会将突变等位基因传给后代。然而，在 15%~20%的病例中可能发生新的种系突变，这些患者无 FAP 家族史[20]。

FAP 由 APC 基因突变引起，APC 基因是位于染色体 5q21~22 的抑癌基因，有 15 个编码外显子。APC 基因编码的蛋白质在 Wnt 信号转导通路中发挥作用。FAP 患者生来就有 1 个突变等位基因。分散的突变会导致第 2 个等位基因丢失，导致腺瘤迅速发展。不同种系突变与疾病的不同表型相关（严重型、大量型、中间型和衰减型）。其他突变与结肠外表现有关。尽管存在这些关联，但同一家庭成员之间存在显著的差异性。这表明环境对表型有潜在的影响[21]。

化学预防

在一些临床试验中，化学预防可以减少 FAP 患者腺瘤的大小和数量。表 3.1 总结了最重要的 RCT，试验最多的药物是阿司匹林、舒林酸（COX-1 抑制剂）和塞来昔布（COX-2 抑制剂）。

表 3.1 结直肠腺瘤化学预防的随机对照试验

随机对照试验	化学预防剂	人数	结果
Giardiello 等人[22]	舒林酸 150 mg，2 次/天对安慰剂	22	结直肠腺瘤数量减少 56%，体积缩小 65%
Giardiello 等人[22]	舒林酸 75mg 或 150mg 对安慰剂	41	对结直肠腺瘤无预防作用
Burn 等人[24]	阿司匹林 600mg，抗性淀粉 30mg 对安慰剂	133	对息肉的数量没有影响，阿司匹林治疗超过 1 年的患者有息肉体积减小的趋势
Steinbach 等人[25]	塞来昔布 100mg 或 400mg 对安慰剂	77	息肉数量减少 28%（P=0.003），息肉体积缩小 30.7%（P=0.001）
Higuchi 等人[26]	罗非昔布 25mg 对安慰剂	21	息肉数量减少 6.8%（P=0.004），息肉明显缩小（P<0.001）

这些药物被认为通过减少结肠和直肠上皮细胞中前列腺素的合成而起作用，从而减少腺瘤的发展和生长。它们被认为对胃和十二指肠黏膜有相同的作用。一些报道还推测了硬纤维瘤的发生和发展。

第一个随机对照试验显示，舒林酸在 FAP 中有积极作用，由 Giardello 等人于 1993 年发表[22]，诊断为 FAP 的患者的结直肠腺瘤数量减少了 56%，大小减少了 65%。然而，在后来的试验中并没有发现舒林酸对预防携带种系突变但仍未受表型影响的人的腺瘤是有效的[23]。在 Burn 等人的另一项试验中，阿司匹林和淀粉没有显示影响息肉的数量，但在治疗 1 年以上的患者身上阿司匹林有减少息肉大小的趋势[24]。另一方面，Steinbach 等人的试验显示，塞来昔布可使腺瘤减少至少 30%[25]。然而，达到上述效果所需的较大剂量与显著的副作用相关，包括腹泻和腹痛。Higuchi 等人的研究表明，与安慰剂相比，使用罗非考昔患者的直肠息肉数量有 10%的差异[26]，且未增加不良事件的发生率。

使用舒林酸或塞来昔布进行化学预防可以减少腺瘤的数量和大小。然而在 FAP 中，这不能作为手术预防癌症的替代方法。对于延迟手术的患者，以及有胃或十二指肠息肉迹象的患者，通常推荐化学治疗，经全腹结肠切除术和回肠直肠吻合术的衰减型 FAP 患者也应考虑化学治疗。

手术管理

FAP 患者外科治疗的目的是在癌前阶段切除结肠，从而预防结直肠癌，保持良好的生活质量。因此，手术时机和切除范围因人而异，由诊断年龄、临床表现、疾病的表型和息肉的负担、硬纤维瘤的高风险、生育意愿是否符合密切监测和筛查决定。人们必须始终平衡手术治疗的需要和手术对生活质量的影响,特别是在考虑儿科患者时。

一般建议被诊断为 FAP 的青少年等到情感和智力达到充分成熟的青春期晚期再进行外科手术。青少年 FAP 患者中发生结直肠癌是罕见的。一项 26 名患者的回顾性研究显示,只有 1 名患者在 15 岁前患癌[19]。一些人认为,患有严重息肉病的患者和具有某些突变特征(APC 基因在 1250 和 1464 密码子之间发生突变)的患者应尽早进行结直肠癌手术[27]。在这些情况下,家庭成员、遗传学顾问、心理学家和外科医生参与决定是至关重要的。当 FAP 发生在较晚的年龄,即 20 岁及以后被诊断时,应在确诊后尽快手术。

对于 FAP 患者的结肠和直肠有几种外科治疗选择,包括全结肠直肠切除术(TPC)合并吻合器回肠储袋肛管吻合术 (IPAA)、TPC 合并黏膜切除术和人工 IPAA、TPC 合并回肠吻合术(EI)、全腹结肠切除术(TAC)合并回肠直肠吻合术(IRA)、TAC 合并 EI。手术方式的选择要根据患者的特点而定。手术决策方法详见图 3.1。这一决定以及对这些患者的整体手术处理都是基于以下几个基本原则:

- 在这些手术中,外科医生应遵循相同的肿瘤学原则(即血管高位结扎、肿大淋巴结清扫、全直肠系膜切除);
- 一般建议将 FAP 患者转诊到三级中心, 这些中心有能力以多学科的方式处理这些

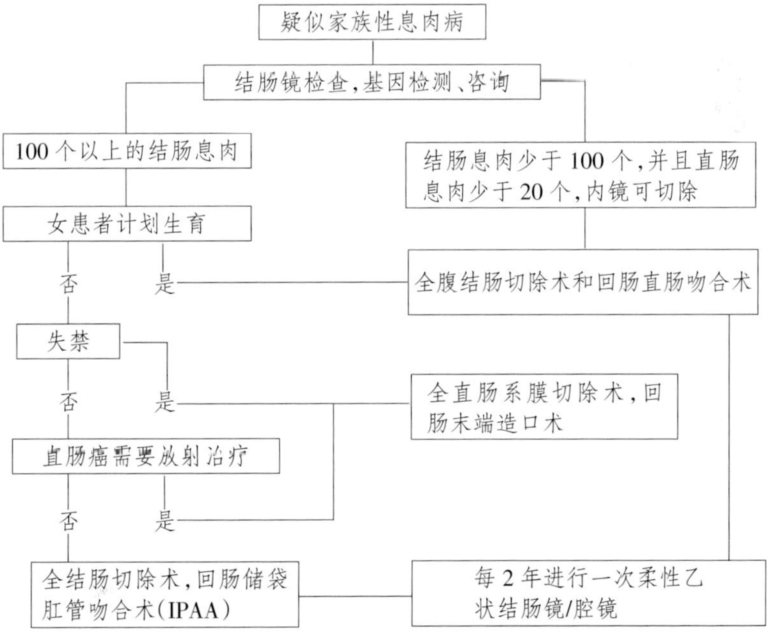

图 3.1　家族性腺瘤性息肉病的手术治疗流程。

病例，包括经验丰富的结直肠外科医生、胃肠病专家、遗传咨询师、心理学家、医学肿瘤学家和放射肿瘤学家。

●直肠疾病患者（如直肠腺瘤不适合内镜切除和监测），应提供伴 IPAA 或 EI 的TPC。TAC 只应提供给直肠保留或 AFAP 患者。直肠保留定义为无直肠息肉或通过内镜切除直肠息肉少于 20 个；

●肛门括约肌功能不佳或低位直肠癌患者不应接受 IPAA 治疗，而应接受 EI 治疗，包括 TPC 或 TAC；

●采用 FAP 的直肠癌患者应接受与未采用 FAP 的直肠癌患者相同的新辅助治疗；

●在这些手术中，外科医生应遵循相同的肿瘤原则（如血管高位结扎、足够的淋巴结病变，全直肠系膜切除）；

●一般建议将 FAP 患者转介到三级中心，这些中心有能力以多学科方式处理这些病例，包括经验丰富的结直肠外科医生、胃肠病学专家、遗传顾问、心理学专家、医学肿瘤学专家和放射肿瘤学专家。

IRA 对比 IPAA

在 Aziz 等人的荟萃分析中，通过 12 项比较 IRA 和 IPAA 对 FAP 的非随机研究[28]，比较短期和长期不良事件和功能结果。IRA 在控制大便频率、夜间排便和失禁方面较好。这表明，IRA 失败后中转 IPAA，肠功能较差。IPAA 的 30 天内再手术率高于 IRA，但两种手术的其他术后并发症相似。在 IPAA 组中，女性不孕症、男性和女性性功能障碍的发病率更高，尽管关于这些特定结果的研究报道的数量很少。最重要的是，在这些研究中，IRA 组发生直肠癌的风险为 5.5%，而 IPAA 组为 0。其他几项研究观察了 TAC 和 IRA 患者患直肠癌的风险。Bülow 等人评估了欧洲 4 个国家 776 名接受 TAC 和 IRA 治疗患者的风险[29]。在 IPAA 之前直肠癌的风险是 10%，患者在直肠隐患极大的情况下仍进行保留直肠手术，以避免永久性回肠造口。直肠息肉数量少的患者，其直肠得以幸免。在 IPAA 时代之后，这一风险降到了 2%。这表明，TAC 结合 IRA 对于部分患者仍然是合理的。Church 等人比较了在大人口中心接受 TAC 和 IRA 治疗的患者在 IPAA 手术前后的直肠癌风险[30]。在 IPAA 之前的 62 例患者中，8 例发展为直肠癌，而在 IPAA 之后的 135 例患者中，发展直肠癌为 0 例。他们同样发现，更多的严重息肉病患者的直肠在最初被保留下来。在另一项研究中，Church 等人研究了 TAC 和 IRA 术后患者直肠息肉程度与直肠癌风险之间的相关性[31]。他们发现直肠息肉少于 20 个的患者患直肠癌的风险为 1.6%（128 例患者中有 2例），而直肠息肉超过 20 个的患者（37 例患者中有 4 例）患直肠癌的风险为10.8%。因此，对于无直肠癌且直肠息肉程度较低（息肉不超过 20 个，不大于 3cm，无高级别异型性增生）及可能经常接受内镜监视检查的患者，建议保留 IRA。这些患者将受益于更好的肠功能和更多的机会避免回肠造口，但他们仍然需要接受关于保留直肠相关风险的检查，主要是关于癌症的风险。手术后每年进行一次直肠镜检查是有必要的。

可生育的女性患者是可能进行 TAC EI 或 IRA 的一组患者。有近期生育需求的育龄期女性患者若被诊断为 FAP，那么她们可能会避免在 IPAA 进行盆腔解剖，以降低不孕风险。这些直肠息肉患者需要明白，无论是否行 IPAA，直肠切除术都必须在 5 年内进行。同样重要的是，无论是否进行 IPAA，都要建议她们进行剖宫产以降低阴道分娩时肛门括约肌受伤的风险。

黏膜切除术伴人工 IPAA 对吻合器 IPAA

文献报道过回肠储袋癌[32-34]，虽然发生恶性肿瘤的风险相对较低，但也不容忽视，值得在 IPAA 后进行筛查。超过 92 例在文献中被描述，23 例发生在储袋黏膜，69 例发生在肛门过渡区。他们平均术后 10 年（3~20 年）被诊断。由于这些癌症大多数发生在肛门过渡区，一些人主张采用人工 IPAA 而不是吻合器 IPAA 的黏膜切除术。但是后一种手术使肠道有更好的功能和更少的术后并发症。风险与收益相比哪种更好是有争议的。事实上，Remzi 等人对 119 例接受 IPAA 手术的 FAP 患者进行观察，发现吻合器吻合的患者在尿失禁、日间和夜间渗漏、尿垫使用方面的功能预后较好[35]。有趣的是，所有的黏膜切除术患者都需要回肠造口术，相比之下，只有 52%的 IPAA 吻合器患者需要回肠造口术。然而在 76 例吻合器组中有 1 例发生在肛门过渡区，而在黏膜切除术组中没有发生。von Roon 等对另一组 206 例 IPAA 患者进行了回顾分析[36]。肛门过渡区腺瘤形成在术后 10 年的累积风险在黏膜切除术组为 22.6%，而在吻合器组为 51.1%。然而直肠癌的风险是非常低的，在 76 例患者中只有黏膜切除术组发生了 1 例，吻合器组为 0 例。此外，van Duijvendijk 等人在欧洲和美国登记的126 例患者中发现，在术后 7 年内发生吻合口腺瘤的风险，黏膜切除术组是 10%，而吻合器组是 31%[37]。在这一系列研究中，两组患者均未患直肠癌。

目前还没有明确的证据表明，黏膜切除术和手缝 IPAA 与较低的癌症风险有关。然而明确的是，吻合器 IPAA 与在吻合处发生腺瘤的高发病率相关。因此，建议患者进行吻合式 IPAA，将受益于更好的功能结果，只要他们每年进行腺瘤筛查和治疗。

此外，作者强烈认为，息肉向下延伸至齿状线的患者需要进行黏膜切除术。外科医生必须认识到，在回肠储袋肠系膜中需要额外的 2~4cm 长，才能使回肠储袋达到肛门。在进行黏膜切除术前，应确定回肠储袋是否能到达。如果患者坚持 IPAA 而不是 EI，则应考虑吻合术。

微创手术(MIS)与开放手术

MIS 手术在快速恢复、减少疼痛和舒适性方面比传统的结直肠外科开放技术具有优势。然而迄今为止没有任何明确的证据表明，IPAA 患者在 MIS 手术中有更好的预后。2004 年的第一次随机试验比较了手助腹腔镜(HAL)IPAA 和开放 IPAA[38]。这项试验中溃疡性结肠炎和 FAP 作为 IPAA 的适应证。开放组和 HAL 组的术后发病率、住院时间和生活质量相似，但 HAL 的总费用较高。这项试验的长期结果也被报道，显示出相同的功能结果和生活质量，但与 HAL 相比，开放式手术对个人形象的负面影响更大[39]。Ahmed Ali 等人进行了一个包括 11 项研究 607 例患者的系统回顾，比较腹腔镜 IPAA 和开放式 IPAA[40]。虽然腹腔镜技术被认为是安全可行的，但在结果上没有显著差异，而且腹腔镜手术的短期优势似乎在 IPAA 这些患者群体中有限。Schiessling 等人也在 LapConPouch 试验中发现了相似的结果[41]。腹腔镜下的 IPAA 和开放式 IPAA 一样安全，术后短期效果相似，但在相较于外观中更具有一个明显的优势。

应用 IPAA 进行 MIS TPC 的技术难点通常与结肠直肠切除术式无关，但相反，它与确保在进行黏膜切除术的情况下储袋能够到达被缝合的远端直肠残端或肛门有关。特定的身体高大和肥胖的患者，需要多次操作才能够到达储袋。这些手术很难进行腹腔镜或机器人手术，因此这些患者应该接受开放式手术，以确保吻合口没有张力。

总之，与开放式手术相比，MIS 手术在结肠切除术中具有明显的短期效益，并且适合 TAC 和 IRA 的患者应该接受 MIS 手术。对于需要 IPAA 的患者，MIS 手术的好处仅限于美观，使用哪种技术主要取决于医生的喜好和患者的体质，但年轻女性患者应更倾向于 MIS 手术，因为她们可能更容易受到个人形象的影响。

回肠储袋的类型

IPAA 手术的目标是用小肠构建一个顺应性的贮存器，以模拟直肠的功能。在被描述的几种储袋中，最常见的是吻合器 J 型袋。其他设计的储袋包括 K 型袋、三环 S 型袋和四环 W 型袋，它们都需要缝合和吻合。J 型袋是最常见的也是最容易构造的，只需要吻合即可。目前还没有研究专门为 FAP 患者设计的储袋。Simillis 等人最近的系统研究显示，所有储袋的短期并发症是相似的，J 型袋的失败率较高[42]。大多数患者患有溃疡性结肠炎，最常见的储袋失败原因是克罗恩病误诊为溃疡性结肠炎，因此，使储袋不适用于 FAP 患者。

手术时储袋容量和大小是一个重要的考虑因素。太小的储袋不能起到储存粪便的作用，太大的袋可能会松软无力，无法排便。15~20cm 的 J 型袋应具有足够的功能。一般来说，无论采用何种设计，储袋在制作一年后其容量通常会增加 2~4 倍。

从技术上讲，就像任何肠吻合一样，回肠袋吻合术需要无张力。有几个动作可以确保储袋的最大伸展范围，包括：

- 切断回肠使之与盲肠齐平，以保持最大长度；
- 将小肠肠系膜最大幅度移动至胰腺基部肠系膜上动脉（SMA）根部；
- 前、后表面的肠系膜松弛切口（沿肠系膜腹膜）；
- 回结肠动脉的高位结扎和离断；
- 在分离和夹住这些分支（使用 bulldog 夹）并确保储袋存活后，选择性结扎 SMA 的分支；
- 处理十二指肠用 Kocher 手法。

术后监测

无论患者进行 TAC、IRA、TPC 还是 IPAA，监测都是至关重要的。需要告知患者每年进行内镜检查，评估直肠或肛门过渡区。应切除息肉，并对可疑病变应做活检。高级别异型性增生和癌症通常需要完成直肠肠管切除术。如果直肠幸免，则做储袋切除和腹会阴联合切除。每 1~2 年需要做一次储袋肠镜检查。

生活质量

尽管 FAP 手术治疗的主要目的是消除或至少减少发生结直肠癌的风险，但在实施可能改变患者生活状态的手术前，考虑患者术后的生活质量（QOL）仍是重要的。Fazio 等人分析了 3707 例患者 IPAA 后的功能结果和生活质量[43]。大多数患者为溃疡性结肠炎，但其中 223 例有 FAP。报道的结果包括功能结果（排便频率、尿急、失禁、渗漏）和生活质量指标（能量水平、目前医疗状况下的幸福感、饮食限制、社交限制、性限制）。尽管 IPAA 术后早期并发症（33.5%）和晚期并发症（29.1%）的风险很高，但大多数患者（96%）的生活质量良好。手术后 12 个月内，患者的生活质量评分与一般人群相当。Altman 等人同样报道了降低风险的癌症手术对生活质量产生中等到积极的影响[44]。他们还表明，这些患者对癌症的焦虑程度均有所降低。

接受 TPC 和 IPAA 治疗的 FAP 患者在排便习惯上会有很大的改变，因为他们在术前通常没有症状，排便功能正常。从长期来看，有储袋的患者平均每天排便 6~8 次。有些人会发现很难适应他们新的“正常”功能，可能需要改变他们的社会生活和职业生活才能适应。与难以接受药物治疗的溃疡性结肠炎患者经历同样的治疗后立即得到缓解。相反，FAP 患者在手术后可能需要长达一年才能达到“正常”。然而数据清楚地表明，对于生活质量非常好的患者，通常会接受必须适应新的肠道功能的权衡，以换取内心的平静，来保证他们的癌症风险，现在可以忽略不计。

总结

FAP患者的管理是复杂的，需要多学科综合治疗，包括结直肠外科医生、胃肠病学家、遗传顾问、心理学家和肿瘤学家。手术治疗方案应根据病情严重程度和患者个体因素进行个体化设计，但应以预防结直肠癌等肿瘤的发病率和死亡率为目标。最后，给这些患者和他们的家人提供足够的心理支持是非常重要的，无论他们是否受到疾病的影响，因为这些诊断会给这些患者带来很大的压力、焦虑，甚至内疚。建议FAP患者转诊到三级诊疗中心，这些医院可以提供多学科的方法和专业知识。

（张春泽　陶航波　译）

参考文献

1. Virchow R. Die krankhaften Geschwülste. Berlin: Hirschwald; 1863.
2. Varesco L. Familial adenomatous polyposis: genetics and epidemiology. Tech Coloproctol. 2004;8(Suppl 2):s305–8.
3. Roncucci L, Pedroni M, Mariani F. Attenuated adenomatous polyposis of the large bowel: present and future. World J Gastroenterol. 2017;23(23):4135–9.
4. De Vos tot Nederveen Cappel WH, Järvinen HJ, Björk J, et al. Worldwide survey among polyposis registries of surgical management of severe duodenal adenomatosis in familial adenomatous polyposis. Br J Surg. 2003;90(6):705–10.
5. Campos FG, Martinez CAR, Bustamante Lopez LA, et al. Advanced duodenal neoplasia and carcinoma in familial adenomatous polyposis: outcomes of surgical management. J Gastrointest Oncol. 2017;8(5):877–84.
6. Wallace MH, Phillips RK. Upper gastrointestinal disease in patients with familial adenomatous polyposis. Br J Surg. 1998;85(6):742–50.
7. DE Marchis ML, Tonelli F, Quaresmini D, et al. Desmoid tumors in familial adenomatous polyposis. Anticancer Res. 2017;37(7):3357–66.
8. Feng X, Milas M, O'Malley M, et al. Characteristics of benign and malignant thyroid disease in familial adenomatous polyposis patients and recommendations for disease surveillance. Thyroid. 2015;25(3):325–32.
9. Steinhagen E, Hui VW, Levy RA, et al. Results of a prospective thyroid ultrasound screening program in adenomatous polyposis patients. Am J Surg. 2014;208(5):764–9.
10. Nusliha A, Dalpatadu U, Amarasinghe B, et al. Congenital hypertrophy of retinal pigment epithelium (CHRPE) in patients with familial adenomatous polyposis (FAP); a polyposis registry experience. BMC Res Notes. 2014;7:734.
11. Sener SF, Miller HH, DeCosse JJ. The spectrum of polyposis. Surg Gynecol Obstet. 1984;159(6):525–32.
12. Itoh H, Hirata K, Ohsato K. Turcot's syndrome and familial adenomatous

polyposis associated with brain tumor: review of related literature. Int J Color Dis. 1993;8(2):87–94.
13. Murff HJ, Byrne D, Syngal S. Cancer risk assessment: quality and impact of the family history interview. Am J Prev Med. 2004;27(3):239–45.
14. Aretz S, Uhlhaas S, Caspari R, et al. Frequency and parental origin of de novo APC mutations in familial adenomatous polyposis. Eur J Hum Genet. 2004;12(1):52–8.
15. Grover S, Kastrinos F, Steyerberg EW, et al. Prevalence and phenotypes of APC and MUTYH mutations in patients with multiple colorectal adenomas. JAMA. 2012;308(5):485–92.
16. Hegde M, Ferber M, Mao R, et al. ACMG technical standards and guidelines for genetic testing for inherited colorectal cancer (Lynch syndrome, familial adenomatous polyposis, and MYH-associated polyposis). Genet Med. 2014;16(1):101–16.
17. Riley BD, Culver JO, Skrzynia C, et al. Essential elements of genetic cancer risk assessment, counseling, and testing: updated recommendations of the National Society of Genetic Counselors. J Genet Couns. 2012;21(2):151–61.
18. Church JM, McGannon E, Burke C, et al. Teenagers with familial adenomatous polyposis: what is their risk for colorectal cancer? Dis Colon Rectum. 2002;45(7):887–9.
19. Herzig D, Hardiman K, Weiser M, et al. The American Society of Colon and Rectal Surgeons clinical practice guidelines for the management of inherited polyposis syndromes. Dis Colon Rectum. 2017;60(9):881–94.
20. Leoz ML, Carballal S, Moreira L, et al. The genetic basis of familial adenomatous polyposis and its implications for clinical practice and risk management. Appl Clin Genet. 2015;8:95–107.
21. Grandval P, Blayau M, Buisine MP, et al. The UMD-APC database, a model of nation-wide knowledge base: update with data from 3,581 variations. Hum Mutat. 2014;35(5):532–6.
22. Giardiello FM, Hamilton SR, Krush AJ, et al. Treatment of colonic and rectal adenomas with sulindac in familial adenomatous polyposis. N Engl J Med. 1993;328(18):1313–6.
23. Giardiello FM, Yang VW, Hylind LM, et al. Primary chemoprevention of familial adenomatous polyposis with sulindac. N Engl J Med. 2002;346(14):1054–9.
24. Burn J, Bishop DT, Chapman PD, et al. A randomized placebo-controlled prevention trial of aspirin and/or resistant starch in young people with familial adenomatous polyposis. Cancer Prev Res (Phila). 2011;4(5):655–65.
25. Steinbach G, Lynch PM, Phillips RK, et al. The effect of celecoxib, a cyclooxygenase-2 inhibitor, in familial adenomatous polyposis. N Engl J Med. 2000;342(26):1946–52.
26. Higuchi T, Iwama T, Yoshinaga K, et al. A randomized, double-blind, placebo-controlled trial of the effects of rofecoxib, a selective cyclooxygenase-2 inhibitor, on rectal polyps in familial adenomatous polyposis patients. Clin Cancer Res. 2003;9(13):4756–60.
27. Nieuwenhuis MH, Vasen HF. Correlations between mutation site in APC and phenotype of familial adenomatous polyposis (FAP): a review of the literature. Crit Rev Oncol Hematol. 2007;61(2):153–61.
28. Aziz O, Athanasiou T, Fazio VW, et al. Meta-analysis of observational studies of ileorectal versus ileal pouch-anal anastomosis for familial adenomatous polyposis. Br J Surg. 2006;93(4):407–17.
29. Bülow S, Bülow C, Vasen H, et al. Colectomy and ileorectal anastomosis is still an option for selected patients with familial adenomatous polyposis. Dis Colon Rectum. 2008;51(9):1318–23.

30. Church J, Burke C, McGannon E, et al. Risk of rectal cancer in patients after colectomy and ileorectal anastomosis for familial adenomatous polyposis: a function of available surgical options. Dis Colon Rectum. 2003;46(9):1175–81.
31. Church J, Burke C, McGannon E. Predicting polyposis severity by proctoscopy: how reliable is it? Dis Colon Rectum. 2001;44(9):1249–54.
32. Tajika M, Niwa Y, Bhatia V, et al. Risk of ileal pouch neoplasms in patients with familial adenomatous polyposis. World J Gastroenterol. 2013;19(40):6774–83.
33. Smith JC, Schäffer MW, Ballard BR, et al. Adenocarcinomas after prophylactic surgery for familial adenomatous polyposis. J Cancer Ther. 2013;4(1):260–70.
34. Boostrom SY, Mathis KL, Pendlimari R, et al. Risk of neoplastic change in ileal pouches in familial adenomatous polyposis. J Gastrointest Surg. 2013;17(10):1804–8.
35. Remzi FH, Church JM, Bast J. Mucosectomy vs. stapled ileal pouch-anal anastomosis in patients with familial adenomatous polyposis: functional outcome and neoplasia control. Dis Colon Rectum. 2001;44(11):1590–6.
36. von Roon AC, Will OC, Man RF, et al. Mucosectomy with handsewn anastomosis reduces the risk of adenoma formation in the anorectal segment after restorative proctocolectomy for familial adenomatous polyposis. Ann Surg. 2011;253(2):314–7.
37. van Duijvendijk P, Vasen HF, Bertario L, et al. Cumulative risk of developing polyps or malignancy at the ileal pouch-anal anastomosis in patients with familial adenomatous polyposis. J Gastrointest Surg. 1999;3(3):325–30.
38. Maartense S, Dunker MS, Slors JF, et al. Hand-assisted laparoscopic versus open restorative proctocolectomy with ileal pouch anal anastomosis: a randomized trial. Ann Surg. 2004;240(6):984–91; discussion 991–2.
39. Polle SW, Dunker MS, Slors JF, et al. Body image, cosmesis, quality of life, and functional outcome of hand-assisted laparoscopic versus open restorative proctocolectomy: long-term results of a randomized trial. Surg Endosc. 2007;21(8):1301–7. Epub 2007 May 24.
40. Ahmed Ali U, Keus F, Heikens JT, et al. Open versus laparoscopic (assisted) ileo pouch anal anastomosis for ulcerative colitis and familial adenomatous polyposis. Cochrane Database Syst Rev. 2009;1:CD006267.
41. Schiessling S, Leowardi C, Kienle P, et al. Laparoscopic versus conventional ileoanal pouch procedure in patients undergoing elective restorative proctocolectomy (LapConPouch Trial)-a randomized controlled trial. Langenbeck's Arch Surg. 2013;398(6):807–16.
42. Simillis C, Afxentiou T, Pellino G, et al. A systematic review and meta-analysis comparing adverse events and functional outcomes of different pouch designs after restorative proctocolectomy. Color Dis. 2018;20(8):664–75.
43. Fazio VW, Kiran RP, Remzi FH, et al. Ileal pouch anal anastomosis: analysis of outcome and quality of life in 3707 patients. Ann Surg. 2013;257(4):679–85.
44. Altman AM, Hui JYC, Tuttle TM. Quality-of-life implications of risk-reducing cancer surgery. Br J Surg. 2018;105(2):e121–30.

第 4 章

家族性腺瘤性息肉病患者回肠储袋肛管吻合术(IPAA)或回直肠吻合术(IRA)的术后监测

Robert Gryfe, Rory Kennelly

引言

对有遗传性患癌倾向的个体进行预防性外科治疗是个危险重重且总是需要考量再三才能决定。在面对患者基因来源的疾病时,手术刀便不再是治疗疾病的利器。尽管如此,通过及时的根治性手术切除肿瘤形成组织、BRCA 基因突变个体的乳腺组织或卵巢上皮,或家族性腺瘤性息肉病(FAP)患者的结直肠黏膜已成为治疗遗传性癌症综合征的基石[1]。即使出于最好的出发点,外科医生也不可能保证完全切除每一个有风险的细胞,这就导致了在外科术语中"降低风险"与先前过于乐观的"预防性"有一定程度的出入。在这种缺陷的存在下,加上外科手术原则在激进和保守之间轮流主导的自然趋势,这也就不奇怪为什么外科医生一直试图在保留功能和降低风险之间取得平衡。所以在乳房手术中,为了最大限度地保留功能和降低风险,外科医生倾向于行保留皮肤和乳头的乳房切除术[2]。在结直肠外科手术中,保留一定长度的直肠被视为在结肠完全切除等破坏性术式中可保持排便功能的关键。当然,问题的关键点就在于保护和适当降低风险之间的权衡。比如,全直肠切除术更好地降低了复发风险,而回直肠残端吻合术(IRA)则保留了更好的肠功能[3]。在理想情况下,回肠储袋肛管吻合术(IPAA)应该是最好的解决方案,可以显著降低风险并保持较理想和可接受的功能。虽然这些综合征包括 FAP 衰减型家族性腺瘤性息肉病(AFAP)和 MYH 基因相关的息肉病(MAP),但在本书中,它们通常被统称为 FAP。在本章中,我们将探讨家族性腺瘤性息肉病综合征患者的手术预后。我们将观察IRA 对治疗 FAP 是否有作用，并观察当腺瘤性息肉复发时，可用于管理直肠或 IPAA 的监测方案和技术。

全直肠切除与回肠储袋肛管吻合术

对于有息肉病风险或受息肉病影响的患者，建议每年进行乙状结肠镜或结肠镜检查[4-6]。手术治疗的绝对适应证包括有既往息肉癌变史、有怀疑癌变的息肉或者伴随典型临床症状的结直肠息肉。切除的相关指征包括多发性腺瘤且瘤体直径 >5~6mm，腺瘤数量显著增加，腺瘤高度不典型增生，或因多发性小息肉而不能充分检查结肠的患者。对于大多数 FAP 患者，建议采用联合 IPAA 的全直肠系膜切除术（TPC），此外，对于典型的息肉病，通常在 15~25 岁发病[4-6]。

IPAA 最初是作为一项应对溃疡性结肠炎（UC）TPC 后恢复肠道连续性的手术[7]。回肠储袋构建的几种技术已被描述[8]。然而由于吻合器的 J 型储袋具有学习曲线短、操作简便、功能相对较好等优点，已成为主流技术。在 FAP 中使用 IPAA 有明显的获益。鉴于大多数家族性腺瘤性息肉病（FAP）患者都是年轻人，恢复肠道连续性对患者和外科医生来说是很有吸引力的。对于接受 IPAA 治疗的 FAP 患者来说，结肠炎（UC 患者的一个主要并发症）不是什么关键问题[9]。因此，一个具有良好 IPAA 术后肠道结构的 FAP 患者可以期望良好的术后肠功能。然而保留功能必须与降低癌症风险相平衡。鉴于对息肉病患者的术后监测与主要手术决策密切相关，我们必须从手术结果开始回顾。

当为 FAP 实施 IPAA 时，外科医生将决定配合人工（HS）吻合术或吻合器（DS）吻合术进行黏膜切除[10]。对于黏膜切除术和 HS 联合的 IPAA，会进行标准的腹部盆底联合直肠切除术，然后通过经肛门入路完成最远端的剥离，从齿状线的正上方切除肠道的低位直肠黏膜，直到达到切除术的腹部剥离平面。在 TPC 和黏膜切除术后，在会阴的直视下，构建S型、W 型或 J 型回肠储袋，并用人工吻合直肠肛管末端（ATZ）。技术上较简单，但理论上肿瘤性较小的根治性 DS 吻合术需要将直肠剥离至盆底，在齿状线上方（一般为 1~2 cm）缝合直肠，并通过肛门引入环形吻合器形成端－端吻合术。

对于因息肉病而接受预防性直肠切除术的患者，其解剖平面可能存在争议。闭合性直肠（直肠系膜内）剥离术被认为能为盆腔神经提供更好的保护，从而减少性功能障碍或排尿功能障碍[11]。此外，还有一种观点，主要是从美国加州大学的文献中推断出来的，即闭合性直肠切除术可以通过减少骨盆内的间隙来减少回肠储袋伸长和扭转的可能性，从而最大限度地减少长期 IPAA 功能障碍的机会[12]。也就是说，全直肠系膜切除术（TME）符合肿瘤外科的手术规范，与直肠内直肠系膜切除术相比，更遵循在较少出血解剖平面入路的原则。由于 T 分期早期的癌症患者并不少见，而且术前也不能可靠地诊断排除，因此作者倾向于对息肉病行直肠切除术的患者进行 TME 手术，并适当清扫淋巴结。

直肠黏膜切除术和 HS-IPAA 背后暗含的理念是指理论上(几乎)切除所有直肠黏膜，因此，在癌症风险理论上可以降到最低。虽然假设很有吸引力，但这项技术能否在操作中可行可能具有相当大的挑战性，目前还尚不清楚假定的肿瘤学获益是否能实现。虽然早期的术后并发症发病率相似，但专家中心已经观察到，在黏膜切除术和 HS-IPAA 治疗后，FAP 重建肠管的失败率为 6%~11%，而 DS-IPAA 则为 2%~4%[13,14]。此外，虽然两种方法的总体生活质量评分相似，但与 DS-IPAA 相比，黏膜切除和 HS 吻合术后的排便失禁率更高[14]。

考虑黏膜切除术伴 HS 吻合术面临更大的技术和功能挑战，了解这种方法与 DS-I-PAA 相比是否具有预防肿瘤的更大的获益是很重要的。目前还没有随机对照试验(RCT)来确定结肠切除术和黏膜切除术，在肿瘤风险效益方面是否优于标准切除术，因此，我们必须依据来自相对大型的回顾性队列研究的数据进行进一步判断。Ozdemir 等人发表了克利夫兰诊所在 1983—2010 年对 240 例行 TPC 和 IPAA 治疗后的 FAP 患者（HS 为 76 例，DS 为 164 例）进行随访的经验[14]。研究建议所有患者每年进行一次肠镜检查。因为后来引进吻合器进行吻合术，HS 组随访时间（12.9 ± 8.2 年）显著长于 DS 组（7.9 ± 5.8 年，P<0.001）。与 DS-IPAA(21%和 30%，P=0.03)相比，HS 治疗后 5 年和 10 年内发生 ATZ 或直肠袖套腺瘤的累积风险显著降低（2.3%和 12%）。然而在长期随访中，两组患者在 TPC 和 IPAA 后 8.3~22 年确诊中很少发生 ATZ 或直肠袖套腺瘤(HS 为 1.3%，DS 为 1.8%)。同样，ATZ 或直肠袖套腺瘤需要经肛门切除(HS 为 1.3%，DS 为 3.0%)或腹会阴联合切除(HS 为 0%，DS 为 1.8%)的癌症并不常见，两种手术方法相似。与 HS-IPAA 相比，DS 患者的许多肠道相关参数(包括尿失禁、渗漏、白天和夜晚衬垫使用频率)的功能结果明显更好。因此作者得出结论，在大多数 FAP 患者中，DS 吻合术与黏膜切除术相比具有相似的风险降低和更好的术后功能，因此，在可能的情况下，应选择 DS 吻合术。

通过对圣马克医院息肉病登记数据显示，在 1977—2008 年接受 IPAA 治疗的 120 例 FAP 患者(HS 为 44 例，DS 为 76 例)进行分析，观察到与上述相似的结果，即 DS 吻合术综合获益更好[15]。HS 患者的随访时间比 DS-IPAA 更长(11.3 年对 7.2 年，P=0.002)。HS-IPAA 治疗后，ATZ 或直肠袖套腺瘤 10 年的累积风险为 23%，DS 组为 51%(P<0.001)。15 年腺瘤的累积风险的差异更大(HS 为 29%，DS 为 85%；P<0.001)。然而只有 1 例 ATZ 或直肠袖套癌(0.8%)在随访中被诊断，发生在一例 13 年前接受黏膜切除术和 HS-IPAA 的患者身上。两组 ATZ 或直肠袖套腺瘤与需要经肛门切除（HS 为 6.6%，DS 为 9.1%）或腹会阴联合切除(HS 为 1.3%，DS 为 0%)的癌症发病率相似。

荷兰息肉病登记处公布了一个类似的第三大 FAP 队列的结果，186 名患者接受了 I-PAA 治疗(HS 为 71 例，DS 为 115 例)，平均随访为 7.9 年(范围为 0.4~20 年)[16]。虽然这篇报道没有将IPAA 腺瘤与发生于 ATZ 或直肠袖套腺瘤分开，但作者观察到 DS 组 10 年后息肉形成的风险显著增加（64%对 29%；P=0.0004），这表明许多腺瘤发生在 ATZ 或直肠袖套。与克利夫兰诊所和圣马克医院息肉病登记处的数据相似，癌症发病率很低。由于手术技术，癌症发病率无明显差异（HS 为 2.8%，DS 为 1.7%）。TPC 和 IPAA 术后 6.2~14 年诊断出癌症。

克利夫兰诊所、圣马克医院和荷兰的 FAP 队列均表明腺瘤通常发生在 IPAA 后，尽管使用回肠吻合技术较少，但是都强调 TPC 和 IPAA 术后定期监测的必要性[14-16]。在这 3 个队列中，DS 吻合术患者 10 年的 IPAA 腺瘤风险为 30%~64%，明显高于 HS-IPAA 术后观察到的 12%~29%的风险。许多小规模的研究同样证明，与黏膜切除术和 HS-IPAA（12%~29%）相比，DS 吻合术后 ATZ 或直肠袖套腺瘤的长期风险增加（34%~75%）[17-19]。

尽管发生 IPAA 腺瘤的风险很大，但在长期随访的情况下，经 TPC 和 IPAA 治疗 FAP 后的腺癌发病率 <2%[14-16,20]。此外，没有证据表明，这些癌症更常发生在那些没有接受将黏膜切除术作为 TPC 的一部分的患者身上。对这一发现的假设解释是在 DS 吻合术中，残留的直肠或 ATZ 黏膜更易进行操作，并且可以通过内镜或经肛门可视化进行息肉切除术。然而，在黏膜切除术中，尽管外科医生尽了最大的努力，黏膜微癌灶也可能会遗留下来，随后会被下拉的肠管和 HS 固定所覆盖。如果肿瘤发生在这个隐藏的黏膜微癌灶中，它很可能不会被发现，直到它作为一个侵袭性癌症侵入到上覆的肠管中。

虽然在 FAP 中可以常规使用 DS 技术来完成 IPAA，随后定期进行内镜监测，但在某些情况下，仍然需要进行黏膜切除术。如果腺瘤组织或息肉出现在 ATZ/ 齿状线上，并且在直肠切除术下不能切除（内镜下或经肛门）检查，则需要用 HS-IPAA 行黏膜切除术，并且该技术仍然是首选推荐的技术。

回肠储袋肛管吻合术后内镜筛查监测建议

考虑 IPAA 或 ATZ/ 直肠袖套形成腺瘤的风险，需要定期在 TPC 后进行内镜监测。许多临床组织同样建议在 TPC 和 IPAA 之后每年进行一次监测[4-6]。根据息肉的数量、大小、组织学和生长速度，鉴别腺瘤性息肉或组织可能需要的更频繁的监测。一些医院提倡使用染色内镜，因为靛蓝胭脂红应用于 IPAA 黏膜可提高对小腺瘤（<5 mm）的识别率[16,21]。然而，这种规模的腺瘤的临床意义仍不清楚。此外，彩色内镜的使用增加了监测瘤变过程的时间和复杂性。在这种情况下，临床指南不建议在 IPAA 监测中常规使用染色内镜。

回肠储袋肛管吻合术后腺瘤性息肉的内科治疗

关于抗炎药物对 FAP 潜在的预防作用已经有很多文献报道。非甾体抗炎药（NSAID）如阿司匹林，已被证明可以减少息肉数量，并防止有结直肠癌病史患者的息肉发展[22]。我们可以合理地假设,抗炎药物对 FAP 患者可以产生预防作用。在 3 项 FAP 患者的随机对照小的试验中,每日剂量为 300mg 的舒林酸可以减少腺瘤的数量和(或)改变大小[23-25]。然而在一项规模最大(*N*=41)和治疗时间最长(48 个月)的随机对照试验中,舒林酸(150~300mg/d)作为主要的化学预防药物并没有导致腺瘤有数量或大小的变化[26]。

在一项研究 FAP 化学预防的随机对照试验,选择性 COX-2 抑制剂—塞来昔布(800mg/d)治疗 6 个月后,腺瘤数量和大小显著降低[27]。由于担心可能出现心血管方面的副作用,塞来昔布通常不再被认为是腺瘤化学预防的可行选择。其他药物如 EGFR 抑制剂[28]和二十碳五烯酸[29]也在腺瘤化学预防研究中显示出了良好的前景,然而还需要进一步的长期试验。

虽然上述所回顾的随机对照试验均未专门用于 FAP-IPAA 化学预防,但在个体化风险 - 效益评估后,舒林酸可用于 ATZ 或直肠切口息肉的化学预防。但是因为舒林酸可导致胃炎,对于 65 岁以上,并且有消化性溃疡病史的患者,或服用阿司匹林、皮质类固醇或抗凝剂的患者,建议与质子泵抑制剂一起使用。此外,虽然舒林酸的使用可以改变腺瘤的数量和大小,但并不能代替内镜筛查和必要的内镜下操作或手术干预。

回肠储袋肛管吻合术后息肉的外科治疗

IPAA 术后复发腺瘤时,可以使用一些技术来提供足够的腺瘤清除效果。来自克利夫兰诊所和圣马克医院息肉病登记处的数据提供了关于 IPAA 术后 ATZ 息肉管理的宝贵经验[14,15]。在这两个机构中接受 IPAA 术后长期监测的 360 例 FAP 患者中,共有 122 例(34%)发生了 ATZ 或直肠袖套新生物,需要进行进一步干预治疗。103 例患者(占总队列的 29%和需要干预治疗患者的 84%)采用内镜下息肉切除术。15 例患者(占队列的 4.2%,需要干预的 12%)行经肛门切除术,4 例患者(占队列的 1.1%,需要干预者的 3.3%)因肿瘤需要行 IPAA 切除术。这些数据强调了管理 IPAA 后肿瘤变化所需要的多模式方法。

如上所述,虽然在 ATZ 或直肠袖套处处理腺瘤是一项挑战,但在大多数情况下,这些息肉可以通过标准的内镜技术有效地治疗。然而如果息肉的组织学不典型程度很高,分化程度太低,边界太不清楚(太融合),内镜技术可能是不够的。此外,IPAA 后的肠管通常不能充分地扩张和充气,可能影响内镜观察和(或)通过后镜头屈曲进行息肉切除。对于经鼻内镜不能控制的 ATZ 息肉或直肠袖套息肉,在选择性病例中,可行经肛门黏膜切除和人工回肠储袋推进术[30]。一般来说,典型的吻合器直径(25~30mm)避免在这种情况下使用肛门入路,如 TEMS 或 TAMIS。作者发现,使用 Lone Star 牵开器(美国库珀外科公司)可以非常有利于观察痔疮复合体上方的黏膜,以便识别和移除 ATZ 息肉或开展经肛门切除术。

对 IPAA 后的患者来说,少部分特殊病情的患者经腹重做回肠储袋手术是可行的,并已被用于治疗 UC 的 TPC 术后[31]。虽然理论上在非常特殊的情况下是有可能采取该治疗方法，但是在 FAP 中经腹重做 IPAA 手术来控制 ATZ 或直肠袖套腺瘤的实用性还很少见。当考虑重做 IPAA 时，必须注意与患者商讨，因为与首次 IPAA 后观察到的肠功能相比，重做手术后可能出现术后肠功能降低[32]。一般来说，对于使用内镜或经肛门不能得到充分控制的息肉，永久性回肠末端造口术加肠管切除是很有必要的。

回肠储袋肛管吻合术后的肿瘤处理

尽管建议定期监测，但回肠储袋内也可能会出现癌症。适当的术前 CT 分期，包括胸部、腹部和骨盆的扫描，骨盆的 MRI，CEA 检测，以及在多学科癌症会议上的病例讨论是需要定期进行的。这些癌症的治疗原则应与任何低位结直肠癌相同，并考虑行新辅助化学治疗和（或）放射治疗。在大多数情况下，在开始新辅助盆腔放射治疗之前，需要进行近端回肠造口术。为了有效治疗 IPAA 后复发癌症，IPAA 切除和回肠造口术基本是常规开展的。

全结肠切除术与回直肠吻合术

虽然恢复性 TPC 加 IPAA 被认为是大多数 FAP 患者的首选治疗方法，但对于某些患者，如果所有 >5 mm 的直肠息肉都可以通过内镜切除，则可首选全结肠切除术（TAC）和 IRA[4]。保留直肠的结肠切除术提供了预防性的手术干预，降低了手术风险，显著提高了功能优势。因为可以降低围术期发病率、保留盆腔器官和肠功能，我们通常考虑在 FAP 患者处于青春期或成年早期时开展结肠切除术。

与 IPAA 相比，IRA 在技术上更容易开展，且在围术期发病率更低。在一项涵盖 1993—2003 年发表的 12 项研究的荟萃分析中，包括 1002 例因 FAP 而接受结肠切除术的患者，与 IPAA 相比，接受 IRA 的患者在 30 天内再次手术的需求明显降低，长期的术后吻合口狭窄更少[3]。与 TPC 和 IPAA 相比，因为不需要进行深部盆腔解剖，理论上 TAC 和 IRA 可以有效防止患者术后性功能障碍的出现。在结合 UC 和 FAP 人群术后结果的荟萃分析中，观察到接受 IPAA 手术的女性有出现生育能力下降的情况[33]。在行 IPAA 前，女性不孕不育率为 20%，而在行 IPAA 后为 63%，因此，IPAA 与不孕不育的相对风险比为 3.91（95%CI 为 2.06~7.44）。然而当对 FAP-IPAA 经验进行限制性分析时，有 2 个相似大小的患者队列，仅仅在其中一项研究中 IPAA 与女性生育能力下降有关[34]，类似的情况在第二个队列中没有出现[35]。在 Aziz 的荟萃分析中，接受 IPAA 或 IRA 的男性和女性性功能障碍的发病率相似[3]。

与 TPC 和 IPAA 相比,由于 TAC 和 IRA 在保留直肠方面的特点,在肠功能方面具有显著的优势。在荟萃分析中,与 IPAA 相比,IRA 与每 24 小时排便次数、夜间排便次数和尿失禁次数的减少具有显著相关性[3]。并且在长期随访研究过程中,这种肠功能的改善可以持续 3 年或更长时间。此外,与 IPAA 后的患者相比,接受 IRA 治疗的患者的社会孤立程度更低。

虽然在围术期的发病率、肠道和社会功能方面,可能 IRA 比 IPAA 更有优势,但如果保留原位直肠,则会有明显的癌症风险增加。一项针对 FAP-IRA 和 IPA 术后肿瘤复发的荟萃分析显示,与接受 TPC 和 IPAA 的患者相比,接受 TAC 和 IRA 的患者发生异时性直肠癌的风险显著升高(风险比为 7.69,95%CI 为 4.35~33.3)[3]。为了降低这种隐患,必须考虑这样一个事实:在行 IPAA 之前,IRA 是 FAP 患者唯一的恢复性选择,结果往往很差。多项研究表明,在恢复性 IPAA 开展之前,IRA 术后的异时性癌症风险为 10%~20%,而在 IPAA 开展后,异时性癌症风险显著降低至 0~2%[36-38]。

一般来说, 有直肠息肉病或与直肠息肉病密切相关因素的患者将排除行 TAC 和 IRA 手术的考虑。追踪北美和日本 FAP 队列发表的研究发现,结肠切除术后直肠腺瘤 <20 个的患者患 IRA 后异时性直肠癌的风险为 1.6%~2.5%,但对于直肠腺瘤≥20 个的患者,风险显著增加至 11%~24%[39,40]。用 30 个腺瘤作为临界值时也观察到类似的趋势,其中 >30 个直肠腺瘤的患者在 IRA 后发生异时性直肠癌的风险为 23%,而直肠腺瘤≤30 个的风险则为 4.8%。

特异性 APC 胚系突变与衰减型或严重息肉病的发病率相关。许多研究表明, 种系 APC-MCR(突变簇区,密码子1250~1464)突变显著增加了 IRA 后患直肠癌的风险[41-43],因此,有这些突变的患者通常应排除行 TAC 和 IRA 手术的考虑。Nieuwenhuis 等人将更详细的 APC 基因型分类系统应用于 475 例曾接受过 IRA 的 FAP 患者。他们观察到,对于那些预测已被关注的 APC 突变(APC 密码子 1~57、312~412 或 1596~2843)的患者,20 年的二次直肠切除风险为 10%,中等突变程度(APC 密码子158~311、413~1249 或 1465~1595)为 39%,严重或严重突变(APC-MCR,密码子1250~1464)为 61%[42]。虽然在临床管理方面的决策应结合我们目前对 APC 基因型表型相关性的认识,但是很显然,个体的实际临床表型才应是选择手术入路最重要的参考因素。因此,IRA 应保留给那些在临床评估中基因(包括患者年龄、腺瘤大小、数量、组织学、位置和进展速度)突变程度较低的患者。

回直肠吻合术后直肠的监测与处理

考虑直肠腺瘤和直肠癌的持续复发风险, 对于接受 TAC 和 IRA 治疗的 FAP 患者,需要每年进行复查以监测直肠肠道的情况[4-6]。对于术后肠道监测,硬乙状结肠镜的作用已有研究描述过。然而灵活的内镜检查更加可取，因为内镜可以在观察肠道情况的同时，在必要时可行治疗性息肉切除术。此外，内镜检查可以通过灵活的镜头后屈转向黏膜病变上方观察情况。术后原位保留的直肠长度会影响监控的难易程度，一般来说，为了避免直肠乙状结肠交界处可能发展出难以发现或难以切除的息肉，一般结肠切除时应切除直肠乙状结肠交界处。

在IRA后，如果患者有多个息肉需要切除，针对有些患者可能息肉数量太多，多到以至于需要行直肠切除术才能达到清除息肉的目的[44]。虽然每年的内镜检查是最低限度的要求，但如果在间隔监测中发现有大量的息肉、晚期腺瘤组织学或息肉进展情况，则可能需要更频繁的检查来评估[5]。

在IRA后保留的直肠中，通过肛门的通路通常是笔直的，因此可以使用标准决策方式来监测。对于延伸到吻合口的多发性小息肉，光学内镜入路通常可以提供最佳的视野和通路。较大、较远端的息肉不适合内镜下切除，可使用标准器械或经内镜显微手术平台（TEM/TEO）或经肛门微创手术技术（TAMIS）经肛门切除。

在引入IPAA之前，IRA是FAP患者避免永久性造口的唯一方法，对许多人来说，这可能是为了避免永久性造口而接受癌症发展风险增加的充分理由。随着恢复性IPAA的引入，选择性应用TAC和IRA，并对FAP进行严密的直肠监测，保留直肠，似乎可以提供更持久的癌症和息肉预防措施。最近的芬兰队列研究中，通过对1963—2012年间的患者进行手术和术后随访[36]，可以得到一些关于FAP患者的IRA后风险和管理一些有价值的经验。在1992年采用IPAA前接受IRA的患者中，有17/91（18.7%）的患者在随访中直肠癌复发，相比之下，在引入IPAA后，有1/49（2.0%）的接受了IRA治疗的患者复发。同样，由于任何原因需要二次直肠切除术的患者为35/91（38.5%），而在采用IPAA之前或之后进行IRA需要二次直肠切除的比例则为4/49（8.2%）。在1992年之前或之后接受IRA的患者中，二次直肠切除分别导致17/35（48.6%）和4/4（100%）的永久性回肠造口术（与恢复性IPAA相比）。相比之下，在最初接受TPC和IPAA的患者中，有3/88（3.4%）的患者需要进行回肠末端造口术，并且在这些患者中，没有发现IPAA后癌症复发的病例。在丹麦、荷兰、芬兰和瑞典FAP登记处确定的200例患者的队列中，观察到与上述相似的结果，这些患者在引入恢复性IPAA后接受了TAC和IRA[38]。直肠癌的诊断率为2%，全因直肠切除术为13%。

如前所述，小型随机对照试验显示，舒林酸对于FAP的化学预防在直肠息肉数量和大小方面有显著的改善[24-26]。因此，如果在适当的情况下，舒林酸应考虑用于那些在IRA后表现出直肠腺瘤倾向的个体[4]。也就是说，化疗预防不应该取代常规的监测或干预。

回直肠吻合术后的硬纤维瘤病变和全直肠的切除

10%~25%的 FAP 患者术后会出现腹内和腹壁硬纤维瘤[45]。硬纤维瘤的危险因素包括手术创伤、硬纤维瘤家族史、3'APC 基因突变,此外还可能包括雌激素。在 FAP 中针对有临床症状的硬纤维瘤的治疗仍然具有挑战性,本书不予讨论。

幸运的是,硬纤维瘤在 FAP 的初次手术中几乎从来不是一个重要的问题。在圣马克医院,有一个 107 例首次进行 TPC 治疗的 FAP 患者队列,只有 2 例不能行 IPAA,并且这 2 例患者都是由于肥胖、肠系膜短,而不是硬纤维瘤[13]。然而在面对再次手术的 FAP 患者时就没有那么乐观了,在同一个圣马克息肉病登记队列的数据中,由于硬纤维瘤相关的小肠系膜缩短,6/78(7.7%)的患者在 IRA 后行二次直肠切除术,预期的 IPAA 无法顺利进行。有趣的是,在这个队列中,当比较原发性和继发性回肠储袋吻合时,IPAA 的术后效果没有明显的不同。与圣马克医院的经验相似,在其他队列研究中,由于硬纤维瘤,3/29(10.3%)和 8/62(12.9%)的 FAP 患者无法行 IPAA 而只能选择行 IRA[46,47]。

尽管存在腹腔内硬纤维瘤,但完全的直肠切除术似乎对所有接受过 IRA 的患者都是可行的[13,46,47]。在 1993 年由 Penna 等人报道的系列研究中,有 3/29(10.3%)未行直肠切除术,但这似乎是由于患者拒绝接受永久性造口术[47]。在 Church 等报道的研究中,1/62(1.6%)的患者在 IRA 后的肠系膜上有一个硬纤维瘤,作者特别提示这并不能阻止直肠切除术。然而因为它不允许开展更加促进健康恢复的 IPAA,作者决定切除硬纤维瘤并行一个新的 I-RA[46]。鉴于以上的详细结果,作为知情同意过程的一部分,FAP 患者在 IRA 后接受完全切除并转为 IPAA,患者必须意识到可能无法完成 IPAA,可能需要永久性回肠造口术。虽然在既往的 IRA 后约 10%的患者可能无法进行 IPAA,但在必要时完成直肠切除术本身是可行的,这表明即使考虑未来硬纤维瘤发展的可能,IRA 也是可以被选择用于 FAP 和保留直肠的患者的。

在小肠肠系膜缩短的情况下,有一些备选的方法可以提供更好的患者受益,并且可以恢复肠道连续性。由于传入肠管较长,S 型储管可能深入骨盆。在极少数情况下,最后的选择可能是回肠储袋肛管吻合术。与标准 J 型肠管吻合相比,S 型肠管吻合和回肠吻合的功能较差,失败率较高[31]。然而如果患者坚持,这些技术可以避免在较差的情况下行永久性造口术。另一个选择是回肠造口术,尽管在很大程度上是历史性的。1969 年 Kock 首次提出回肠造口术[48],这一概念非常有趣。Kock 袋可以协助控制胃肠功能,以及气体和液体的出入。不幸的是,Kock 袋有一些缺点。大约需要 50 cm 的小肠才能形成 Kock 袋[49],因此,如果 Kock 袋出现故障,患者可能会失去大量肠道,这会明显增加水和电解质流失的风险。此外,由于造口功能问题需要进行造口重建，Kock 肠管造口患者的二次手术率非常高[50]。

总结

FAP 患者的手术决策是一个复杂的过程。由于腺瘤早期形成较早，患者在其儿童或青少年早期便开始下消化道监测，并需要小心过渡到成人监测方案。一般而言，预防性 TPC 和IPAA 对大多数 FAP 患者的治疗效果较好，但在某些特定的情况下，TAC 和 IRA 仍然适用于保留直肠的患者。IPPA 或 IRA 术后，腺瘤性息肉在 ATZ/ 直肠袖套或剩余直肠中的发展仍然很常见。因此，在 IPAA 或 IRA 之后，定期的年度监测仍然至关重要。切除后的腺瘤预防需要一个多模式的方法来确保控制。幸运的是，通过仔细的年度监测和频繁的内镜检查，以及在必要时经肛门或经腹会阴手术干预，大多数患者都能获得持续的肠道连续性、可接受的肠功能，而且患癌症的风险很小。

（张诗武　付文政　栗少飞　译）

参考文献

1. Krontiras H, Farmer M, Whatley J. Breast cancer genetics and indications for prophylactic mastectomy. Surg Clin North Am. 2018;98(4):677–85.
2. Co M, Chiu R, Chiu TM, et al. Nipple-sparing mastectomy and its application on BRCA gene mutation carrier. Clin Breast Cancer. 2017;17(8):581–4.
3. Aziz O, Athanasiou T, Fazio VW, et al. Meta-analysis of observational studies of ileorectal versus ileal pouch-anal anastomosis for familial adenomatous polyposis. Br J Surg. 2006;93(4):407–17.
4. Herzig D, Hardiman K, Weiser M, et al. The American Society of Colon and Rectal Surgeons clinical practice guidelines for the management of inherited polyposis syndromes. Dis Colon Rectum. 2017;60(9):881–94.
5. Syngal S, Brand RE, Church JM, et al. ACG clinical guideline: genetic testing and management of hereditary gastrointestinal cancer syndromes. Am J Gastroenterol. 2015;110(2):223–62; quiz 263.
6. Vasen HF, Möslein G, Alonso A, et al. Guidelines for the clinical management of familial adenomatous polyposis (FAP). Gut. 2008;57(5):704–13.
7. Lee-Kong S, Kiran RP. Ongoing challenges and controversies in ulcerative colitis surgery. Expert Rev Gastroenterol Hepatol. 2016;10(2):187–91.
8. Simillis C, Afxentiou T, Pellino G, et al. A systematic review and meta-analysis comparing adverse events and functional outcomes of different pouch designs after restorative proctocolectomy. Color Dis. 2018;20(8):664–75.
9. Rubinstein MC, Fisher RL. Pouchitis: pathogenesis, diagnosis, and management. Gastroenterologist. 1996;4(2):129–33.
10. Parks AG, Nicholls RJ. Proctocolectomy without ileostomy for ulcerative colitis. Br Med J. 1978;2(6130):85–8.
11. Bartels SA, Gardenbroek TJ, Aarts M, et al. Short-term morbidity and

quality of life from a randomized clinical trial of close rectal dissection and total mesorectal excision in ileal pouch-anal anastomosis. Br J Surg. 2015;102(3):281–7.
12. de Zeeuw S, Ahmed Ali U, van der Kolk MB, van Laarhoven KC. Ileal pouch anal anastomosis with close rectal dissection using automated vessel sealers for ulcerative colitis: a promising alternative. Dig Surg. 2011;28(5-6):345–51.
13. von Roon AC, Tekkis PP, Lovegrove RE, Neale KF, Phillips RK, Clark SK. Comparison of outcomes of ileal pouch-anal anastomosis for familial adenomatous polyposis with and without previous ileorectal anastomosis. Br J Surg. 2008;95(4):494–8.
14. Ozdemir Y, Kalady MF, Aytac E, et al. Anal transitional zone neoplasia in patients with familial adenomatous polyposis after restorative proctocolectomy and IPAA: incidence, management, and oncologic and functional outcomes. Dis Colon Rectum. 2013;56(7):808–14.
15. von Roon AC, Will OC, Man RF, et al. Mucosectomy with handsewn anastomosis reduces the risk of adenoma formation in the anorectal segment after restorative proctocolectomy for familial adenomatous polyposis. Ann Surg. 2011;253(2):314–7.
16. Friederich P, de Jong AE, Mathus-Vliegen LM, et al. Risk of developing adenomas and carcinomas in the ileal pouch in patients with familial adenomatous polyposis. Clin Gastroenterol Hepatol. 2008;6(11):1237–42.
17. van Duijvendijk P, Vasen HF, Bertario L, et al. Cumulative risk of developing polyps or malignancy at the ileal pouch-anal anastomosis in patients with familial adenomatous polyposis. J Gastrointest Surg. 1999;3(3):325–30.
18. Ganschow P, Treiber I, Hinz U, Leowardi C, Büchler MW, Kadmon M. Residual rectal mucosa after stapled vs. handsewn ileal J-pouch-anal anastomosis in patients with familial adenomatous polyposis coli (FAP)--a critical issue. Langenbeck's Arch Surg. 2015;400(2):213–9.
19. Wasmuth HH, Øresland T. Pelvic reservoir--sporadic surgery should be centralized. Tidsskr Nor Laegeforen. 2013;133(18):1914.
20. Tonelli F, Ficari F, Bargellini T, Valanzano R. Ileal pouch adenomas and carcinomas after restorative proctocolectomy for familial adenomatous polyposis. Dis Colon Rectum. 2012;55(3):322–9.
21. Tajika M, Nakamura T, Nakahara O, et al. Prevalence of adenomas and carcinomas in the ileal pouch after proctocolectomy in patients with familial adenomatous polyposis. J Gastrointest Surg. 2009;13(7):1266–73.
22. Sandler RS, Halabi S, Baron JA, et al. A randomized trial of aspirin to prevent colorectal adenomas in patients with previous colorectal cancer. N Engl J Med. 2003;348(10):883–90.
23. Giardiello FM, Hamilton SR, Krush AJ, et al. Treatment of colonic and rectal adenomas with sulindac in familial adenomatous polyposis. N Engl J Med. 1993;328(18):1313–6.
24 Labayle D, Fischer D, Vielh P, et al. Sulindac causes regression of rectal polyps in familial adenomatous polyposis. Gastroenterology. 1991;101(3):635–9.
25. Nugent KP, Farmer KC, Spigelman AD, Williams CB, Phillips RK. Randomized controlled trial of the effect of sulindac on duodenal and rectal polyposis and cell proliferation in patients with familial adenomatous polyposis. Br J Surg. 1993;80(12):1618–9.
26. Giardiello FM, Yang VW, Hylind LM, et al. Primary chemoprevention of familial adenomatous polyposis with sulindac. N Engl J Med. 2002;346(14):1054–9.
27. Bertagnolli MM, Eagle CJ, Zauber AG, et al. Celecoxib for the prevention

of sporadic colorectal adenomas. N Engl J Med. 2006;355(9):873–84.
28. Samadder NJ, Kuwada SK, Boucher KM, et al. Association of sulindac and erlotinib vs placebo with colorectal neoplasia in familial adenomatous polyposis: secondary analysis of a randomized clinical trial. JAMA Oncol. 2018;4(5):671–7.
29. West NJ, Clark SK, Phillips RK, et al. Eicosapentaenoic acid reduces rectal polyp number and size in familial adenomatous polyposis. Gut. 2010;59(7):918–25.
30. Fazio VW, Tjandra JJ. Transanal mucosectomy. Ileal pouch advancement for anorectal dysplasia or inflammation after restorative proctocolectomy. Dis Colon Rectum. 1994;37(10):1008–11.
31. Fazio VW, Kiran RP, Remzi FH, et al. Ileal pouch anal anastomosis: analysis of outcome and quality of life in 3707 patients. Ann Surg. 2013;257(4):679–85.
32. Remzi FH, Aytac E, Ashburn J, et al. Transabdominal redo Ileal pouch surgery for failed restorative proctocolectomy: lessons learned over 500 patients. Ann Surg. 2015;262(4):675–82.
33. Rajaratnam SG, Eglinton TW, Hider P, Fearnhead NS. Impact of ileal pouch-anal anastomosis on female fertility: meta-analysis and systematic review. Int J Color Dis. 2011;26(11):1365–74.
34. Olsen K, Juul S, Bülow S, et al. Female fecundity before and after operation for familial adenomatous polyposis. Br J Surg. 2003;90(2):227–31.
35. Nieuwenhuis MH, Douma KF, Bleiker EM, Bemelman WA, Aaronson NK, Vasen HF. Female fertility after colorectal surgery for familial adenomatous polyposis: a nationwide cross-sectional study. Ann Surg. 2010;252(2):341–4.
36. Koskenvuo L, Mustonen H, Renkonen-Sinisalo L, Järvinen HJ, Lepistö A. Comparison of proctocolectomy and ileal pouch-anal anastomosis to colectomy and ileorectal anastomosis in familial adenomatous polyposis. Familial Cancer. 2015;14(2):221–7.
37. Church J, Burke C, McGannon E, Pastean O, Clark B. Risk of rectal cancer in patients after colectomy and ileorectal anastomosis for familial adenomatous polyposis: a function of available surgical options. Dis Colon Rectum. 2003;46(9):1175–81.
38. Bülow S, Bülow C, Vasen H, Järvinen H, Björk J, Christensen IJ. Colectomy and ileorectal anastomosis is still an option for selected patients with familial adenomatous polyposis. Dis Colon Rectum. 2008;51(9):1318–23.
39. Church J, Burke C, McGannon E, Pastean O, Clark B. Predicting polyposis severity by proctoscopy: how reliable is it? Dis Colon Rectum. 2001;44(9):1249–54.
40. Yamaguchi T, Yamamoto S, Fujita S, Akasu T, Moriya Y. Long-term outcome of metachronous rectal cancer following ileorectal anastomosis for familial adenomatous polyposis. J Gastrointest Surg. 2010;14(3):500–5.
41. Bertario L, Russo A, Radice P, Hereditary Colorectal Tumors Registry, et al. Genotype and phenotype factors as determinants for rectal stump cancer in patients with familial adenomatous polyposis. Ann Surg. 2000;231(4):538–43.
42. Nieuwenhuis MH, Bülow S, Björk J, et al. Genotype predicting phenotype in familial adenomatous polyposis: a practical application to the choice of surgery. Dis Colon Rectum. 2009;52(7):1259–63.
43. Sinha A, Tekkis PP, Rashid S, Phillips RK, Clark SK. Risk factors for secondary proctectomy in patients with familial adenomatous polyposis. Br J Surg. 2010;97(11):1710–5.
44. Warrier SK, Kalady MF. Familial adenomatous polyposis: challenges and

pitfalls of surgical treatment. Clin Colon Rectal Surg. 2012;25(2):83–9.
45. Sturt NJ, Clark SK. Current ideas in desmoid tumours. Familial Cancer. 2006;5(3):275–85; discussion 287–278.
46. Church JM, Xhaja X, Warrier SK, et al. Desmoid tumors do not prevent proctectomy following abdominal colectomy and ileorectal anastomosis in patients with familial adenomatous polyposis. Dis Colon Rectum. 2014;57(3):343–7.
47. Penna C, Tiret E, Parc R, et al. Operation and abdominal desmoid tumors in familial adenomatous polyposis. Surg Gynecol Obstet. 1993;177(3):263–8.
48. Kock NG. Intra-abdominal "reservoir" in patients with permanent ileostomy. Preliminary observations on a procedure resulting in fecal "continence" in five ileostomy patients. Arch Surg. 1969;99(2):223–31.
49. Lian L, Fazio VW, Remzi FH, Shen B, Dietz D, Kiran RP. Outcomes for patients undergoing continent ileostomy after a failed ileal pouch-anal anastomosis. Dis Colon Rectum. 2009;52(8):1409–14; discussion 4414–1406.
50. Aytac E, Dietz DW, Ashburn J, Remzi FH. Long-term outcomes after continent ileostomy creation in patients with Crohn's disease. Dis Colon Rectum. 2017;60(5):508–13.

第 5 章

家族性腺瘤性息肉病：上消化道息肉的处理

Jennifer K. Maratt, Elena M. Stoffel

引言

家族性腺瘤性息肉病（FAP）是第二大常见的遗传性结直肠癌（CRC）综合征，发病率约为 1/10 000[1]。FAP 由位于染色体 5q21 上的结肠腺瘤性息肉病基因（APC）的致病性胚系变异引起，该基因调节 Wnt 信号中的 β－连环蛋白，导致肿瘤抑制活性丧失[2,3]。FAP 可表现为典型或弱化的息肉病表型。FAP 通常于青春期或青年时期发病，以结肠内生长成百上千的腺瘤性息肉为经典特征。如果不对息肉行内镜下息肉切除术或者外科手术切除息肉，FAP 患者发生患 CRC 的预计超过终身风险 90%[3]。息肉一旦过大或过多而无法通过内镜处理，建议行预防性结直肠切除术以降低 CRC 死亡率。约 10%具有 APC 突变的 FAP 患者表型减弱，与经典的 FAP 相比，其息肉通常出现在较晚的年龄（30 岁或 40 岁），总体息肉负担较低（总共 10~100 个腺瘤性息肉）。一些 FAP 表型减弱的患者，可能通过内镜治愈，而其他患者可能最终需要全结肠切除术或次全结肠切除术。虽然 FAP 为常染色体显性遗传性疾病，但高达 30%的患者没有家族病史，表现为新的突变。息肉病的发病年龄和表型的严重程度各异，指南建议 APC 突变携带者从 10~12 岁开始每年接受结肠镜检查[3-5]。

除结直肠腺瘤和结直肠癌外，患有 FAP 的个体还可能出现结肠外表现，包括上消化道（GI）和胰胆管癌，以及硬纤维瘤、肝母细胞瘤、甲状腺癌和髓母细胞瘤[4]。随着结肠镜检查和预防性结肠切除术的增加，FAP 患者结直肠癌相关死亡率下降，而结肠外相关性原因死亡率上升[6,7]。除结直肠癌外，上消化道恶性肿瘤是 FAP 患者癌症相关死亡的最常见原因[8]。在与上消化道相关的癌症中，涉及十二指肠和壶腹部的癌症最为常见[9]，最近的研究提醒人们需要注意与 FAP 相关的胃癌[10]。上消化道息肉是 FAP 的常见表现之一，到 70 岁时近

90%的患者会有此临床表现[2,11]。本章旨在回顾 FAP 中上消化道息肉的临床特点及治疗方法。

胃肿瘤

虽然胃息肉在 FAP 患者中很常见，但继发胃癌很少见。在亚洲，报道的 FAP 患者继发胃癌的发病率为 4.2%[12-14]，而在西方国家发病率 <1%[15]。2001—2016 年 Mankaney 等人于克利夫兰医院行内镜监测的 767 例 FAP 患者的队列数据研究发现，在 2006 年之前未发现胃癌病例。2006—2016 年，发现 9 例新发胃癌病例（标准化发病率比为 140）[10]，表明 FAP 相关性胃癌的发病率可能呈上升趋势。癌症诊断时患者的平均年龄为 57 岁，大多数（60%）患者在疾病晚期才得到诊断。胃癌的高发病率和高死亡率凸显出尽早识别高危患者和尽早处理胃不典型增生息肉的重要性[10,16]。

胃底腺息肉

胃底腺息肉（FGP）是 FAP 患者中最常见的胃部息肉，发病率为 20%~88%[12,17,18]。与 FAP 相关的 FGP 被认为具有体细胞 APC 双重突变，且突变先于不典型增生[17,19]。这与只具有 β-连环蛋白基因（CTNBB1）突变但缺乏 APC 突变或只有 APC 突变但缺乏 CTNNB1 突变的散发性 FGP 不同。临床上，在 FAP 个体中发生的 FGP 往往比在散发性 FGP 中遇到的息肉体积更大、数量更多。许多 FAP 患者的胃底和贲门出现近融合的 FGP（图 5.1）。与散发性 FGP 不同的是，FAP 相关的 FGP 中常见的特征是不典型增生。Wood 等人通过利用来自约翰·霍普金斯息肉病登记处的 FAP 患者的监测数据进行了跟踪调查，在 66 例 FAP 患者中，38 例（57.6%）FGP 不伴有不典型增生，24 例（36.4%）FGP 伴有轻度不典型增生，2 例（3.0%）FGP 伴有高度不典型增生[17]。与不典型增生和胃癌风险增加相关的因素包括晚期十二指肠息肉、FGP 体积较大（>10 mm）、FGP 出现“地毯状”及存在胃窦炎[18]。虽然致密的胃息肉可以给人留下非常深刻的印象，且需要仔细观察，但胃腺癌仍然非常少见，同时胃切除术很少用于治疗 FAP 患者的胃底腺息肉。

胃腺瘤

胃腺瘤与 FGP 不同，在 FAP 中相对少见，但具有较高的恶性潜能[17]。FAP 患者伴发的胃腺瘤有两种组织病理学亚型，即凹陷型胃腺瘤和幽门腺瘤。在约翰·霍普金斯息肉病登记处的数据显示，66 例 FAP 患者中有 15 例（22.7%）患有凹陷型胃腺瘤，4 例（6.0%）患有幽门腺瘤[17]。在克利夫兰临床 FAP 队列中，40%的胃癌患者在先前的食管、胃、十二指肠镜

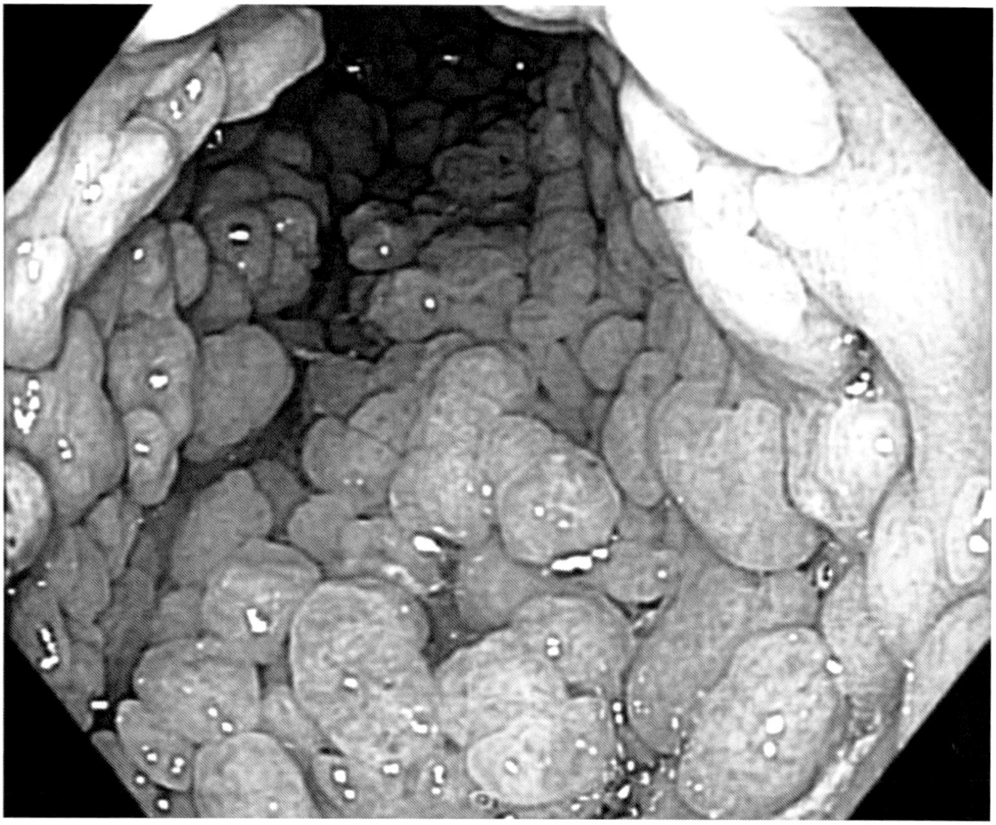

图 5.1 FAP 的胃底腺息肉。(微信扫描本书最后一页二维码获取高清彩图)

(EGD)检查中发现有幽门腺瘤。据报道,幽门腺瘤有很高的体细胞 KRAS 和 GNAS 突变,与潜在的 APC突变一起,可能会增加其恶性潜能。

内镜下的胃腺瘤与正常胃壁有细微的外观差异而难以发现,因其通常被发现于胃底腺息肉的背景下,故很容易被忽视。对于胃窦部的任何病变(胃底腺息肉很少发展)和(或)胃黏膜中的白色斑块,研究者都需要更仔细研究其恶性潜能[20]。

十二指肠肿瘤

十二指肠腺癌是 FAP 患者癌症相关死亡的第二大常见原因(仅次于 CRC),发病率为 2%~12%[9,16,21,22]。对 1019 例在英国圣马克医院息肉登记处的 FAP 患者进行了随访,确诊了 20 例十二指肠腺癌患者,其中 11 例为壶腹癌。中位死亡年龄为 57 岁,确诊后的中位生存时间为 11 个月[9]。

大多数 FAP 患者患有十二指肠息肉(特别是腺瘤),据估计,70 岁时累积发病率接近 90%[11]。十二指肠和壶腹部腺瘤通常发生在结直肠腺瘤发病 10~15 年后,尽管一些 FAP 患者在青春期就出现上消化道息肉[23]。虽然从腺瘤到癌症进展缓慢,但由于十二指肠腺癌的个体存活率较低[9],及时筛查、监测和处理十二指肠息肉病仍是必不可少的。

1989年,Spigelman等人提出用十二指肠息肉的数量、大小和组织学状态量化十二指肠息肉病的严重程度(表5.1,图5.2)[21]。目前,Spigelman分期仍然用于确定十二指肠和壶腹部腺瘤的监测间隔。监测间隔从Spigelman分期Ⅳ期的3~6个月到Spigelman分期0期(无息肉)的4年不等[4,5,21]。

表5.1 Spigelman标准

息肉特征	评分		
	1分	2分	3分
数量	1~4	5~20	>20
大小(mm)	1~4	5~10	>10
组织学类型	管状	管状绒毛状	绒毛状
不典型增生	轻度(低级)	中等的	严重(高级)

Adapted from Spigelman et al[21]. and Syngal et al[4].

十二指肠腺瘤

十二指肠腺瘤最常见于十二指肠的第二部分[23,24],与胃息肉一样,可见于FAP患者,也可零散发生于非FAP患者。FAP患者更有可能患多灶性十二指肠腺瘤,并有更高的异型增生风险。与散发性十二指肠腺瘤相比,FAP相关腺瘤从腺瘤向癌症的进展似乎也相对较快[25]。

十二指肠腺瘤在内镜中无明显特异性表现,最初表现为微腺瘤,只有在仔细检查和随机的黏膜活检后才能辨认出来。较大的十二指肠腺瘤(>10mm)更有可能有晚期组织学表现和(或)异型性增生[26],当有这些发现时,必须切除(内镜或外科手术)。

壶腹部腺瘤

壶腹部腺瘤是很常见的,近1/3的FAP患者被诊断为壶腹部腺瘤[27]。然而重要的是绝大多数与FAP相关的壶腹部腺瘤不会发展为不典型增生或进展为癌症。与十二指肠其他部位的腺瘤相似,壶腹部腺瘤无明显特异性外观,最好使用侧视内镜(如十二指肠镜)来检查。虽然小腺瘤很少引起其他症状,但大的壶腹部腺瘤(>10 mm)有较高的异型性增生的可能性,在极少数情况下会导致胆道梗阻或胰腺炎。因为壶腹部腺瘤切除术与胰腺炎和大乳头狭窄的高风险相关,而且FAP相关的壶腹部腺瘤几乎总是复发,所以应该保守治疗,而对于大的壶腹部腺瘤(>10 mm)、梗阻性腺瘤或以明显不典型增生为特征的腺瘤则应进行切除(内镜或手术)。

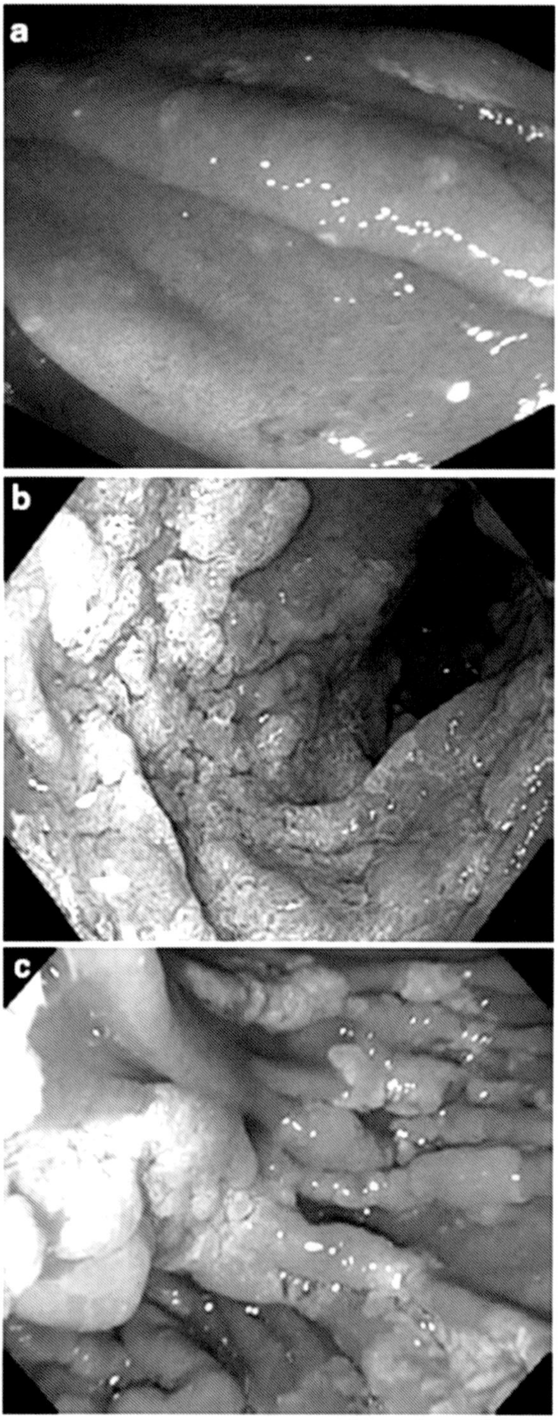

图 5.2　FAP 的十二指肠腺瘤。(a)Spigelman Ⅱ期；(b)Spigelman Ⅳ期；(c)壶腹部腺瘤。(微信扫描本书最后一页二维码获取高清彩图)

胃和十二指肠肿瘤的管理

筛查和监测

对于患有 FAP 的患者，推荐进行 EGD，复查间隔主要取决于十二指肠息肉负荷（如 Spigelman 分期）。目前，推荐的胃和十二指肠腺瘤筛查和检测技术需要同时使用高清晰度前视胃镜和侧视十二指肠镜来全面显示壶腹及周围区域。

胃息肉

内镜医生应特别注意 FAP 患者的胃息肉表型，随机抽取息肉仔细检查 FGP 的外观，以筛查异型性增生。胃息肉较大（>10 mm），位于胃窦（良性 FGP 的非典型位置）和（或）具有不典型外观的胃息肉应该行活检和（或）切除[28]。虽然传统上用十二指肠息肉的严重程度来确定上消化道的监测间隔，但专家建议监测间隔应以上消化道（即胃或十二指肠）息肉最严重的区域为指导[10]。高度胃异型性增生的患者应每 6 个月或更频繁地进行密切监测。肿块病变应行进一步用超声内镜（EUS）和（或）断层扫描成像进行评估。活检显示为高度异型性增生的患者应行进一步的胃部检查。那些有多灶性重度不典型增生或腺癌的患者不能行内镜下切除，应手术切除[10]。最近有报道称，患有巨大胃息肉的 FAP 患者在接受监测期间可能发展为转移性胃癌，因此应充分告知该类患者行胃切除术的风险和获益[10]。

十二指肠腺瘤

FAP 患者的十二指肠息肉筛查应在 20~25 岁或结肠切除术前（以较早者为准）开始[5]。与 FAP 的结肠腺瘤一样，并不是所有十二指肠腺瘤都需要立即切除，只要息肉较小且无特征性，可根据 Spigelman 分期进行检查，但对较大和（或）组织学分化程度较差的十二指肠腺瘤（管状或绒毛状），如有可能，应在内镜下切除。在一项对 FAP 患者十二指肠腺瘤自然病程的研究中，Burke 等人在没有实施任何干预的情况下对 114 例 FAP 患者进行了平均 51 个月（10~151 个月）的监测[22]。他们发现，在监测期间，26%的患者的十二指肠息肉的大小、32%的患者的数量和 11%的患者的组织学形态发生了改变。这项研究强调，大多数十二指肠腺瘤没有表现出内镜特征性病变或组织学的快速进展，因此，基于 Spigelman 分期的监测是一种合适的治疗策略。

作为标准白光内镜检查的补充，窄带成像（NBI）、染色内镜等成像技术被用于十二指肠腺瘤的监测，这些检查的结果各不相同。Lopez-Ceron 等人在一项前瞻性研究中比较了高清晰度白光和 NBI 在十二指肠息肉分类诊断中的作用。他们发现，NBI 可以检测到更多的十二指肠腺瘤，但不影响基于 Spigelman 分期的十二指肠息肉的临床相关分类[26]。同样，Dekker 等人比较了荷兰的两个学术内镜检查中心白光内镜检查和染色内镜检查的结果。他们发现，与标准的白光内镜相比，染色内镜增加了十二指肠腺瘤的检出率，但只有 5/43 的患者有更高的 Spigelman 分期[29]。与此同时，在最近的一项研究中，Hurley 等人在英国的两个学术中心对一组 FAP 患者进行了检查，发现与标准的白光内镜相比，染色内镜可以将十二指肠腺瘤的检出率提高 3 倍，从而显著提高了 Spigelman 分期[30]。目前，NBI 和染色内镜均未纳入 FAP 患者十二指肠腺瘤的常规筛查或监测。

壶腹部腺瘤

壶腹部腺瘤的筛查建议与十二指肠腺瘤同时开始，最好使用侧视十二指肠镜检查。如果壶腹肿大或异常，应进行组织活检，注意避免对孔口造成损伤，因为这可能导致胰腺炎。在某些情况下，超声内镜有助于进一步确定壶腹部腺瘤的范围。例如，EUS 可以诊断壶腹部腺瘤是否导管内有病变成分，这将有助于决定是否继续进行内镜或手术切除。

Gluck 等人报道了特拉维夫医学中心对 80 例 FAP 患者进行的 10 年十二指肠监测结果[31]。在对所有患者的监测期间，即使监测结果看似正常，也要进行壶腹区域的组织活检。共有 38/80（47.5%）的患者有壶腹部腺瘤并接受了超声内镜检查。使用 EUS 检查了 9 个被内镜分类为非进展期的壶腹部腺瘤，被 EUS 重新分类为进展期，导致从监测转变为壶腹部切除术。共有 15 例患者接受了壶腹部切除术，其中 3/15（20.0%）的患者因胰腺炎和少量出血而出现术后并发症。15 例患者中有 10 例在初次壶腹部切除术后平均 28 个月出现壶腹部腺瘤的复发。总体而言，在这个队列中，只有 2%的患者需要预防性手术，在研究期间没有人发生十二指肠癌或壶腹部腺癌[31]。由于壶腹部腺瘤复发率高，除非很大（>10 mm），有不典型增生或引起胆道梗阻，否则不应切除。

内镜下胃和十二指肠肿瘤切除术

内镜下胃和十二指肠息肉切除可以通过内镜黏膜切除术（EMR）和（或）内镜黏膜下剥离术（ESD）来完成。EMR 是一种由 Soetikno 等人开创的常用的息肉切除技术，在切除前通过黏膜下注射黏性溶液来提起息肉，提起后在黏膜层和固有肌层之间创造一个人工腔隙，允许在中间的黏膜下层进行切除[32]。虽然 EMR 最初在日本发展是用来切除胃癌的，但后来发现一些病变由于更深的黏膜下浸润而不能完全切除或 EMR 无法切除。因此，ESD 在 20 世纪 90 年代后期得到了发展[33]。在黏膜下注射后，在黏膜层做一个切口，使用特殊的刀剥离胃部病变。ESD 可对侵袭较深且不只是黏膜浅层的大型病变进行整体切除[33,34]。无论是 EMR 还是 ESD，都不能切除侵袭黏膜下层以外（如进入肌层）的病变。这些病变在手术后应予以治疗。

随着内镜技术的进步，胃切除术现在被保留给侵袭性癌症和（或）内镜下不能切除的晚期肿瘤。Roos 等报道了 2 例 FAP 患者大的胃腺瘤（20~60mm），在FGP 覆盖的胃黏膜区域表现为白色斑块。每个斑块的活检显示为低级别不典型增生的管状绒毛状腺瘤，两个病变都被 EMR 成功切除。白色黏膜斑块也有报道[35,36]，事实上，它被认为是胃癌的高危特征。在最近的另一个病例报道中，Yaguchi 等人描述了一例 FAP 患者，他接受了 ESD 手术，发现了 9 个同步性胃息肉，外观疑似为腺癌[37]。通过 3 次连续的内镜检查，他们能够完全切除含有腺癌的息肉。如果内镜下无法切除，特别是有高度异型性增生的腺瘤和胃腺癌，应考虑行胃切除术。

与胃息肉相似，并非所有十二指肠腺瘤都需要切除，然而那些大的（>10mm）或有其他相关的特征，如高度异型性增生，应该切除。在可行的情况下，内镜息肉切除是十二指肠腺瘤切除的首选方法，而不是开放性手术。Jagonmohan 等人回顾了来自 71 人队列的 15 年数据，在安德森癌症中心的 FAP 患者中发现 98.5%的患者有多发的十二指浅表指肠病变。那些接受内镜治疗的患者，要么接受氩气等离子凝血切除术，要么接受 EMR 治疗。内镜切除后的随访显示，虽然大多数患者有腺瘤复发，但在监测期间没有进展为腺癌[38]。值得注意的是 EMR 是处理十二指肠腺瘤的标准方法。氩气等离子凝血切除术可作为切除边缘以防止 EMR 切除大息肉后复发的辅助手段，但不能作为主要的治疗手段。

内镜下壶腹部腺瘤切除术

与 FAP 患者胃息肉和十二指肠其他部分的腺瘤一样，大多数壶腹部腺瘤不需要切除，但需要密切监测。如早期所讨论的，一旦发现壶腹部腺瘤，EUS 是一种有价值且更好的诊断病变的方法。EUS 上壶腹部腺瘤特征满足尺寸小于 2.5 cm，浸润 4mm，胰管扩张 3mm，周围无淋巴结病变，可考虑行内镜下壶腹部切除术[39]。内镜下壶腹部切除术采用十二指肠镜侧视镜，可使病变及胆道和胰管插管得到最佳显示。内镜下逆行胰胆管造影（ERCP）是一种常见的手术，内镜下胰胆管切开术是一种高风险的手术，常发生胰腺炎、出血、十二指肠乳头狭窄、胆管炎等并发症的风险[40,41]。胰管支架的放置可以降低壶腹部切除术后发生胰腺炎的风险[41]。

如之前的研究所述[31,38]，壶腹部切除术后复发的风险很高。Ma 等人在一组 FAP 患者研究中强调了这一点，他们发现，接受壶腹部切除术的患者中有 14/21（66.7%）在平均 38.2 个月后壶腹部腺瘤复发。腺瘤大小 >10 mm 和切缘阳性与复发有关，在许多情况下可以通过内镜进行治疗，然而瘢痕会使随后的内镜切除复杂化[42]。鉴于复发的风险，壶腹部腺瘤除非有明显的特征，否则不应被常规切除。

十二指肠腺瘤及壶腹部腺瘤外科切除术

一些十二指肠腺瘤和壶腹部腺瘤被认为是内镜下不能切除的，如那些接近环状的病变和(或)那些有高度异型性增生或癌症的腺瘤，应该手术切除[38]。从历史上看，人们推荐符合Spigelman 分期标准Ⅳ期的患者十二指肠腺瘤[如有较大(或 >20mm)腺瘤、高度异型性增生和绒毛样特征]需要转手术切除。然而最近的数据表明，某些符合 SpigelmanⅣ期十二指肠息肉病标准的患者可以考虑行内镜治疗。在法国 Moussata 等人的一项研究中，35 例 SpigelmanⅣ期十二指肠息肉患者均接受了内镜治疗。在平均 1.5(范围 1~4)次的内镜治疗后，9 例患者有 Spigelman 分期的下降，下降6 ± 2.2 分，从内镜治疗开始到研究结束平均随访 9 ± 4.5 年。不良事件发病率为 6%，包括迟发性出血、胰腺炎和穿孔[43]。

十二指肠腺瘤有几种手术方法，包括胰十二指肠切除术(Whipple 手术)、保留幽门十二指肠切除术、保留十二指肠切除术或节段性十二指肠切除术。其中胰十二指肠切除术、保留幽门十二指肠切除术和保留胰十二指肠切除术被认为是 FAP 患者预防十二指肠癌的最明确的干预措施。Augustin 等人回顾了克利夫兰诊所注册登记的 767 例 FAP 患者，发现从 1994—2016 年的 22 年间，63人(8.2%)接受了十二指肠腺瘤手术[44]。克利夫兰诊所的管理方案包括对弥漫性十二指肠息肉的 SpigelmanⅢ期或Ⅳ期患者实施保留胰十二指肠切除术，或对高度怀疑有癌症(基于 EUS 或黄疸等症状)的患者实施胰十二指肠切除术。根据十二指肠腺瘤的位置，对局灶性或显性病变的行十二指肠切除术或壶腹部切除术。大多数患者在术前平均有 10 年的内镜监测，并且在手术时无症状。42 例患者(66.7%)进行保留胰十二指肠切除术，15 例(23.8%)进行胰十二指肠切除术，6 例(9.5%)行十二指肠切除术来治疗 Spigelman Ⅲ~Ⅳ期疾病。在 57 例接受保留胰十二指肠切除术或胰十二指肠切除术的患者中，10%在手术病理上发现有腺癌。3 组手术治疗比较后发现患者术后并发症无显著性差异($P<0.05$，如胆瘘、胰瘘、感染、胰腺炎、胃排空延迟等)。平均无复发生存率为 15.6 年[44]。此大型队列研究的结果强调了对十二指肠息肉患者进行密切监测的必要性。

药物预防

鉴于 FAP 的发病率和与癌症相关的死亡率，正努力寻找对 FAP 相关肿瘤的形成有效化学预防的药物。初步研究了它们对结肠息肉形成起到的预防作用，并对 FAP 中上消化道息肉的化学预防机制进行了研究。

舒林酸

舒林酸是一种非甾体抗炎药（NSAID),1983 年首次被证明可以减轻 FAP 患者的结直肠息肉负担[45,46]。其作用机制是由于 APC 突变导致抑癌活性的丧失,FAP 已被证明与环氧化酶 -2(COX-2)表达的增加有关[47]。舒林酸抑制 COX-2 表达,减少结直肠腺瘤的形成,并已被美国食品药品监督管理局(FDA)批准用于 FAP 患者。然而,尽管舒林酸在结肠中有作用,但作为单一药物在减少十二指肠腺瘤形成方面的效果有限[48,49]。此外,舒林酸与其他药物的联合应用也在研究中,Seow-Choen 等人将舒林酸与钙、钙醇联合应用,然而他们发现联合治疗十二指肠息肉病 6 个月后无显著变化[45,50]。

塞来昔布

塞来昔布也是一种非甾体抗炎药和选择性 COX-2 抑制剂,也被研究用于治疗 FAP 相关的十二指肠息肉。塞来昔布在一项随机对照试验的基础上获得了 FDA 的批准,该试验表明,与安慰剂组相比,每天 2 次、每次 400mg 的塞来昔布可使十二指肠息肉发病率减少 31%[51]。然而由于该药使用后发生心血管事件的风险增加致使 FDA 撤销批准其用于 FAP 患者息肉的药物预防。

正在研究的药剂

最近,一种靶向表皮生长因子受体(EGFR)的酪氨酸激酶靶向抑制剂——厄洛替尼,显示了良好的效果。Samadder 等人对 FAP 患者进行随机分组,两组分别接受 6 个月舒林酸 +厄洛替尼联合治疗与安慰剂治疗。尽管很大一部分患者由于不良事件(痤疮样皮疹)致使实验提前停止,但研究者发现与安慰剂组相比,舒林酸 + 厄洛替尼联合治疗组患者的十二指肠息肉负荷(息肉数量及中位数)显著减少[52]。另一项临床试验研究低剂量厄洛替尼作为单一药物的有效性目前还不清楚。

依氟鸟氨酸,不可逆地与鸟氨酸脱羧酶(ODC)结合,目前也在研究中。APC 抑制癌基因(MYC)调节 ODC 的表达。这种酶介导多胺的产生[53,54]。FAP 患者结肠黏膜 ODC 和多胺水平升高,因此,多胺还原被认为是降低 FAP 患者结直肠腺瘤进展的机制之一。依氟鸟氨酸已在小鼠模型中被证明可以降低结肠息肉的发病率[55,56],且最近一项随机对照试验发现,依氟鸟氨酸联合应用舒林酸可减少散发性息肉患者腺瘤的复发。一项正在进行的Ⅲ期试验比较了依氟鸟氨酸与舒林酸联合使用,或者依氟鸟氨酸单独使用对于治疗 FAP 患者结肠、直肠和十二指肠息肉的效果,预计结果很快就会出来[57]。

总结

随着对结直肠腺瘤治疗的改进，我们看到了 FAP 患者 CRC 发病率和死亡率的降低。随着 FAP 患者生存率的提高，有效地处理上消化道息肉变得越来越重要。为了确保持续有效的监测，FAP 患者应该由具有胃、十二指肠和壶腹部肿瘤管理专业知识的胃肠病学家和（或）外科医生治疗。鉴于胃癌和十二指肠癌的风险增高和重度上消化道息肉手术带来的并发症，内镜监测，早期识别和切除进展性病变，以及药物预防为管理 FAP 患者的上消化道息肉带来了机会。

（秦海　孙轶　詹壹翔　译）

参考文献

1. Kanth P, Grimmett J, Champine M, Burt R, Samadder NJ. Hereditary colorectal polyposis and cancer syndromes: a primer on diagnosis and management. Am J Gastroenterol. 2017;112:1509–25.
2. Galiatsatos P, Foulkes WD. Familial adenomatous polyposis. Am J Gastroenterol. 2006;101:385–98.
3. Stoffel EM. Heritable gastrointestinal cancer syndromes. Gastroenterol Clin North Am. Elsevier Inc. 2016;45:509–27.
4. Syngal S, Brand RE, Church JM, Giardiello FM, Hampel HL, Burt RW. ACG clinical guideline: genetic testing and management of hereditary gastrointestinal cancer syndromes. Am J Gastroenterol. 2015;110:223–62.
5. National Comprehensive Cancer Network. (2018). Genetic/Familial High-Risk Assessment: Colorectal. Retrieved from: http://www.nccn.org/professionals/physician_gls/default.aspx#genetics_colon
6. Gibbons DC, Sinha A, Phillips RKS, Clark SK. Colorectal cancer: no longer the issue in familial adenomatous polyposis? Familial Cancer. 2010;10:11–20.
7. Belchetz LA, Berk T, Bapat BV, Cohen Z, Gallinger S. Changing causes of mortality in patients with familial adenomatous polyposis. Dis Colon Rectum. 1996;39:384–7.
8. Offerhaus GJA, Entius MM, Giardiello FM. Upper gastrointestinal polyps in familial adenomatous polyposis. Hepato-Gastroenterology. 1999;46:667–9.
9. Latchford AR, Neale KF, Spigelman AD, Phillips RKS, Clark SK. Features of duodenal cancer in patients with familial adenomatous polyposis. Clin Gastroenterol Hepatol. AGA Institute. 2009;7:659–63.
10. Mankaney G. Gastric cancer in FAP: a concerning rise in incidence. Fam Cancer. Springer Netherlands. 2017;16:371–6.
11. Bulow S, Fausa O, Jarvinen H, Moesgaard F, Vasen HFA. Duodenal adenomatosis in familial adenomatous polyposis. Gut. 2004;53:381–6.
12. Nakamura K, Nonaka S, Nakajima T, Yachida T, Abe S, Sakamoto T, et al. Clinical outcomes of gastric polyps and neoplasms in patients with

familial adenomatous polyposis. Endosc Int Open. 2017;05:E137–45.
13. Yamaguchi T, Ishida H, Ueno H, Kobayashi H, Hinoi T, Inoue Y, et al. Upper gastrointestinal tumours in Japanese familial adenomatous polyposis patients. Jpn J Clin Oncol. 2016;46:310–5.
14. Park SY, Ryu JK, Park JH, Yoon H, Kim JY, Yoon YB, et al. Prevalence of gastric and duodenal polyps and risk factors for duodenal neoplasm in Korean patients with familial adenomatous polyposis. Gut Liver. 2011;5:46–51.
15. Walton SJ, Frayling IM, Clark SK, Latchford A. Gastric tumours in FAP. Fam Cancer. Springer Netherlands. 2017;16:363–9.
16. Jagelman DG, DeCosse JJ, Bussey HJR, Group TLCP. Upper gastrointestinal cancer in familial adenomatous polyposis. Lancet. 1988;331:1149–51.
17. Wood LD, Salaria SN, Cruise MW, Giardiello FM, Montgomery EA. Upper GI tract lesions in familial adenomatous polyposis (FAP). Am J Surg Pathol. 2014;38:389–93.
18. Bianchi LK, Burke CA, Bennett AE, Lopez R, Hasson H, Church JM. Fundic gland polyp dysplasia is common in familial adenomatous polyposis. Clin Gastroenterol Hepatol. 2008;6:180–5.
19. Hofgartner WT, Thorp M, Ramus MW, Delorefice G, Chey WY, Ryan CK, et al. Gastric adenocarcinoma associated with fundic gland polyps in a patient with attenuated familial adenomatous polyposis. Am J Gastroenterol. 1999;94:2275–81.
20. Roos VH, Bastiaansen BAJ, Dekker E. Gastric adenomas in familial adenomatous polyposis: you only see them when you know what to look for. Gastrointest Endosc. 2018;88:403–5.
21. Spigelman AD, Williams CB, Talbot IC, Domizio P, Phillips RKS. Upper gastrointestinal cancer in patients with familial adenomatous polyposis. Lancet. 1989;2:783–5.
22. Burke CA, Beck GJ, Church JM, van Stolk RU. The natural history of untreated duodenal and ampullary adenomas in patients with familial adenomatous polyposis followed in an endoscopic surveillance program. Gastrointest Endosc. 1999;49:358–64.
23. Campos FG, Sulbaran M, Safatle-Ribeiro AV, Martinez CAR. Duodenal adenoma surveillance in patients with familial adenomatous polyposis. World J Gastrointest Endosc. 2015;7:950–11.
24. Sarre RG, Frost AG, Jagelman DG, Petras RE, Sivak MV, McGannon E. Gastric and duodenal polyps in familial adenomatous polyposis: a prospective study of the nature and prevalence of upper gastrointestinal polyps. Gut. 1987;28:306–14.
25. Cassani LS, Lanke G, Chen H-C, Wang X, Lynch P, Lee JH. Comparison of nonampullary duodenal adenomas in patients with familial adenomatous polyposis versus patients with sporadic adenomas. Gastrointest Endosc. 2017;85:803–12.
26. López-Cerón M, van den Broek FJC, Mathus-Vliegen EM, Boparai KS, van Eeden S, Fockens P, et al. The role of high-resolution endoscopy and narrow-band imaging in the evaluation of upper GI neoplasia in familial adenomatous polyposis. Gastrointest Endosc. 2013;77:542–50.
27. Bertoni G, Sassatelli R, Nigrisoli E, Pennazio M, Tansini P, Arrigoni A, et al. High prevalence of adenomas and microadenomas of the duodenal papilla and periampullary region in patients with familial adenomatous polyposis. Eur J Gastroenterol Hepatol. 1996;8:1201–6.
28. Evans JA, Chandrasekhara V, Chathadi KV, Decker GA, Early DS, Fisher DA, et al. The role of endoscopy in the management of premalignant and malignant conditions of the stomach. Gastrointest Endosc. 2015;82:1–8.
29. Dekker E, Boparai K, Poley J, Mathus-Vliegen E, Offerhaus G, Kuipers

E, et al. High resolution endoscopy and the additional value of chromoendoscopy in the evaluation of duodenal adenomatosis in patients with familial adenomatous polyposis. Endoscopy. 2009;41:666–9.
30. Hurley JJ, Thomas LE, Walton S-J, Thomas-Gibson S, Haycock A, Suzuki N, et al. The impact of chromoendoscopy for surveillance of the duodenum in patients with MUTYH-associated polyposis and familial adenomatous polyposis. Gastrointest Endosc. 2018;88:665–73.
31. Gluck N, Strul H, Rozner G, Leshno M, Santo E. Endoscopy and EUS are key for effective surveillance and management of duodenal adenomas in familial adenomatous polyposis. Gastrointest Endosc. 2015;81:960–6.
32. Soetikno RM, Gotoda T, Nakanishi Y, Soehendra N. Endoscopic mucosal resection. Gastrointest Endosc. 2003;57:567–79.
33. Nishizawa T, Yahagi N. Endoscopic mucosal resection and endoscopic submucosal dissection. Curr Opin Gastroenterol. 2017;33:315–9.
34. Maple JT, Abu Dayyeh BK, Chauhan SS, Hwang JH, Komanduri S, Manfredi M, et al. Endoscopic submucosal dissection. Gastrointest Endosc. 2015;81:1311–25.
35. Kunnathu ND, Mankaney GN, Leone PJ, Cruise MW, Church JM, Bhatt A, et al. Worrisome endoscopic feature in the stomach of patients with familial adenomatous polyposis: the proximal white mucosal patch. Gastrointest Endosc. 2018;88:569–70.
36. Calavas L, Rivory J, Hervieu V, Saurin J-C, Pioche M. Macroscopically visible flat dysplasia in the fundus of 3 patients with familial adenomatous polyposis. Gastrointest Endosc. 2017;85:679–80.
37. Yaguchi K, Makazu M, Hirasawa K, Sugimori M, Kobayashi R, Sato C, et al. Familial adenomatous polyposis with multiple helicobacter-negative early gastric cancers treated by endoscopic submucosal dissection. Intern Med. 2017;56:3283–6.
38. Jaganmohan S, Lynch PM, Raju RP, Ross WA, Lee JE, Raju GS, et al. Endoscopic management of duodenal adenomas in familial adenomatous polyposis—a single-center experience. Dig Dis Sci. 2011;57:732–7.
39. Rejeski JJ, Kundu S, Hauser M, Conway JD, Evans J, Pawa R, et al. Characteristic endoscopic ultrasound findings of ampullary lesions that predict the need for surgical excision or endoscopic ampullectomy. Endosc Ultrasound. 2016;5:184–5.
40. Palma GDD. Endoscopic papillectomy: indications, techniques, and results. World J Gastoenterol. 2014;20:1537–43.
41. Patel R, Varadarajulu S, Wilcox CM. Endoscopic ampullectomy: techniques and outcomes. J Clin Gastroenterol. 2012;46:8–15.
42. Ma T, Jang EJ, Zukerberg LR, Odze R, Gala MK, Kelsey PB, et al. Recurrences are common after endoscopic ampullectomy for adenoma in the familial adenomatous polyposis (FAP) syndrome. Surg Endosc. 2014;28:2349–56.
43. Moussata D, Napoleon B, Lepilliez V, Klich A, Ecochard R, Lapalus M-G, et al. Endoscopic treatment of severe duodenal polyposis as an alternative to surgery for patients with familial adenomatous polyposis. Gastrointest Endosc. 2014;80:817–25.
44. Augustin T, Moslim MA, Tang A, Walsh RM. Tailored surgical treatment of duodenal polyposis in familial adenomatous polyposis syndrome. Surgery. 2018;163:594–9.
45. Lynch PM. Chemoprevention of familial adenomatous polyposis. Familial Cancer. 2016;15:467–75.
46. Giardiello FM, Hamilton SR, Krush AJ, Piantadosi S, Hylind LM, Celano P, et al. Treatment of colonic and rectal adenomas with sulindac in familial adenomatous polyposis. NEJM. 1993;328:1313–6.
47. Eisinger AL, Prescott SM, Jones DA, Stafforini DM. The role of cycloox-

ygenase-2 and prostaglandins in colon cancer. Prostaglandins Other Lipid Mediat. 2007;82:147–54.
48. Nugent KP, Farmer KC, Spigelman AD, Williams CB, Phillips RK. Randomized controlled trial of the effect of sulindac on duodenal and rectal polyposis and cell proliferation in patients with familial adenomatous polyposis. Br J Surg. 2019;801:1618–9.
49. Debinski HS, Trojan J, Nugent KP, Spigelman AD, Phillips RKS. Effect of sulindac on small polyps in familial adenomatous polyposis. Lancet. 1995;345:855–6.
50. Seow-Choen F, Vijayan V, Keng V. Prospective randomized study of sulindac versus calcium and calciferol for upper gastrointestinal polyps in familial adenomatous polyposis. Br J Surg. 1996;83:1763–6.
51. Phillips R, Wallace MH, Lynch PM, Hawk E, Gordon GB, Saunders BP, et al. A randomised, double blind, placebo controlled study of celecoxib, a selective cyclooxygenase 2 inhibitor, on duodenal polyposis in familial adenomatous polyposis. Gut. 2002;50:857–60.
52. Samadder NJ, Neklason DW, Boucher KM, Byrne KR, Kanth P, Samowitz W, et al. Effect of sulindac and erlotinib vs placebo on duodenal neoplasia in familial adenomatous polyposis. JAMA. 2016;315:1266–21.
53. Paz EA, Garcia-Huidobro J, Ignatenko NA. Polyamines in cancer. 1st ed. Adv Clin Chem. 2011;54:45–70.
54. Babbar N, Gerner EW. Targeting polyamines and inflammation for cancer prevention. Recent Results Cancer Res. Berlin, Heidelberg: Springer Berlin Heidelberg. 2011;188:49–64.
55. Ignatenko NA, Besselsen DG, Stringer DE, Blohm-Mangone KA, Cui H, Gerner EW. Combination chemoprevention of intestinal carcinogenesis in a murine model of familial adenomatous polyposis. Nutr Cancer. 2008;60:30–5.
56. Meyskens FL Jr, McLaren CE, Pelot D, Fujikawa-Brooks S, Carpenter PM, Hawk E, et al. Difluoromethylornithine plus sulindac for the prevention of sporadic colorectal adenomas: a randomized placebo-controlled, double-blind trial. Cancer Prev Res. 2008;1:32–8.
57. Burke CA, Dekker E, Samadder NJ, Stoffel E, Cohen A. Efficacy and safety of eflornithine (CPP-1X)/sulindac combination therapy versus each as monotherapy in patients with familial adenomatous polyposis (FAP): design and rationale of a randomized, double-blind, Phase III trial. BMC Gastroenterol. 2016;16:1–9.

第 6 章 家族性腺瘤性息肉病中的硬纤维瘤

Susan K. Clark

什么是硬纤维瘤

硬纤维瘤起源于肌成纤维细胞，被描述为纤维母细胞瘤，也是纤维瘤病的一种(类似于 Dupuytren 挛缩)[1]。它们像是真正的肿瘤，并且在 FAP 中发现了含有突变型 APC 基因的体细胞复制。在这方面，它们似乎是由一个类似于癌变的过程产生的，即抑癌基因 APC 复制功能的遗传性丧失(胚系突变存在于患者体内每个细胞中，导致 FAP)，随后体细胞中单个的正常(野生型)APC 基因突变或丢失，从而触发了肿瘤的形成。

尽管硬纤维瘤潜在的形成机制与抑癌基因失活有关，但硬纤维瘤不会转移。然而，它们确实具有侵袭性和模糊的边缘，看起来像是产生了局部浸润[1]。完全切除可能很难实现和鉴定，尽管还不清楚这有多重要。许多“复发”很可能实际上是由于手术创伤而产生的新的硬纤维瘤，而许多未完全切除的硬纤维瘤不会再生。

流行病学

总体而言，硬纤维瘤非常罕见，仅约占软组织肿瘤的 2%，每年发病率为 2/1 000 000~4/1 000 000[2]。大约 10%发生在 FAP 患者中，90%为散发性。

FAP 中的硬纤维瘤

FAP 患者中出现明显硬纤维瘤的比例为 10%~20%，尽管经常在手术和影像中发现而在临床很少考虑此疾病。FAP 患者发生硬纤维瘤的风险是普通人群的 1000 倍[2]。

其最常发生在接受了预防性手术后几个月或几年内的年轻人中，手术创伤可能是大多数与 FAP 相关的硬纤维瘤形成的始动因素。然而，硬纤维瘤病可以在手术或其他任何明显的创伤性损伤之前自发出现[3]。硬纤维瘤可发生在极年幼的 FAP 患者中,并已被报道作为 FAP 在个体或家族中的首发表现[4]。

解读关于 FAP 患者的硬纤维瘤文献的主要困难之一:是许多队列研究和病例报道既包含散发性硬纤维瘤也包含 FAP 相关性硬纤维瘤，并且这些硬纤维瘤发生在不同部位。这会引起混淆,因为尽管 FAP 相关性和散发性硬纤维瘤有许多相似之处,但在生物学基础、解剖部位和预后等方面都具有重要的差异。本章将重点讨论 FAP 相关性硬纤维瘤。

硬纤维瘤的形成

硬纤维瘤被认为是由于 Wnt 信号通路的干扰而产生的。Wnt 信号通路的激活导致细胞质中 β－连环蛋白水平升高,然后进入细胞核并激活导致细胞分裂的过程[1]。散发性硬纤维瘤的特征是体细胞中负责编码 β-连环蛋白的 CTNNB1 基因突变。FAP 患者遗传了部分 APC 基因的胚系突变,该基因编码了 Wnt 信号通路中的一个关键成分;在 FAP 中出现的硬纤维瘤被发现丢失了剩余的正常基因拷贝。因此,散在性和 FAP 相关性硬纤维瘤都是由于相同的信号通路受到干扰而产生的,但干扰机制不同。

FAP 相关性硬纤维样瘤大约 70%发生在腹部(与散发性相反),其中大部分发生在小肠系膜内。其次常见的部位是腹壁。散发性硬纤维瘤几乎在所有解剖部位均有报道,但椎旁肌和胸壁似乎是最常见的部位[2]。

腹腔内硬纤维瘤被认为开始于小的斑块样的腹膜增厚[5]。这些斑块中部分进展为小肠系膜纤维瘤病(肠系膜纤维瘤病)。这些局限性或全身性的小肠系膜增厚和皱缩,主要发生在小肠袢,会包裹血管,并且会降低小肠活动度,有时还会导致小肠穿孔和梗阻。部分肠系膜纤维瘤病区域会进一步发展从而形成明显的肿块(图 6.1)。

生长和进展

处理硬纤维瘤的一个挑战是他们表现出非常多变和不可预测的行为。大约有 50%在变得明显之后保持稳定;30%经历生长和分解周期;10%会自然退化。大约 10%的生长会导致非常严重的临床问题,甚至会导致死亡[6]。硬纤维瘤的预后在很大程度上取决于位置,而 FAP 中腹腔内硬纤维瘤的大量存在导致了与之相关的严重问题。

形成硬纤维瘤的危险因素

有许多研究探讨了 FAP 患者形成硬纤维瘤的危险因素，最近一篇荟萃分析总结了它们[7]。

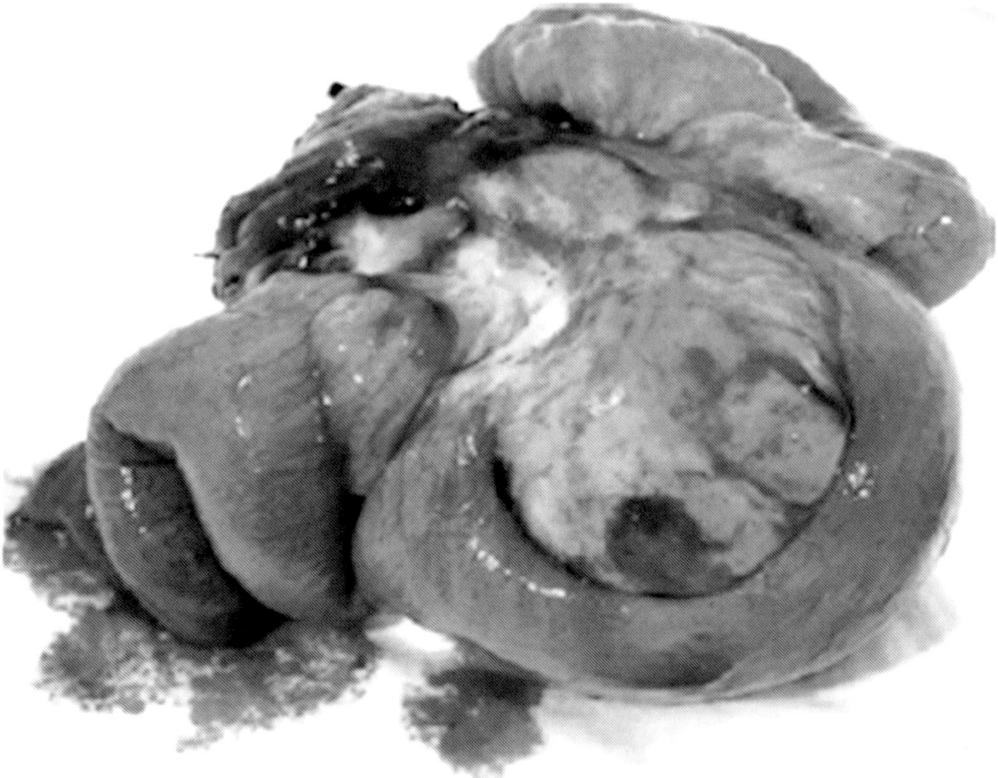

图 6.1 典型的小肠系膜硬化性纤维瘤。（微信扫描本书最后一页二维码获取高清彩图）

遗传学

那些突变发生在 APC 基因 1400（或附近）密码子 3' 端的 FAP 患者，与胚系突变发生在其他地方相比，似乎具有更高患硬纤维瘤的风险[2]。APC 基因 3' 端的胚系突变与其他基因突变相比，形成硬纤维瘤的风险比为 4.37（95% CI 为 2.14~8.91）[3]。在 1444 密码子以外的胚系突变的患者中，超过 40%的患者具有多发的硬纤维瘤，而在 5' 端突变的患者中，只有不到 10%的患者具有多发的硬纤维瘤。

最强烈的危险因素是具有硬纤维瘤的家族史，这与家族中 APC 基因胚系突变的位点无关。这一因素的风险比为 7.02（95% CI 为 4.15~11.9）[3]，这是由于某些家族中修饰基因的作用。到目前为止，鉴定这种基因的尝试还没有成功。

性别

散发性硬纤维瘤在女性中比男性更常见，尽管这种差异在 FAP 患者中不太明显。Sinha

等人[3]研究发现女性与男性的风险比为 1.57(95% CI 为 1.13~2.18)。这种差异被认为是受到了雌激素的影响,因为研究显示散发的硬纤维瘤经常出现在怀孕期间,以及有抗雌激素能够有效治疗硬纤维瘤的报道。

创伤

有报道称硬纤维瘤是自发形成的,但大多数是在创伤部位发现的。当然,每个 FAP 患者都会在青春期或成年早期经历预防性手术。这会在术后的数月及数年中影响硬纤维瘤的出现,也可能解释为什么腹腔内发现的 FAP 相关性硬纤维瘤比散发性的要多。曾经做过腹部手术的人与没有做过腹部手术的人相比,罹患硬纤维瘤的风险比是 3.35 (95% CI 为 1.33~8.41)[3]。

在意外创伤或其他手术(包括剖宫产手术、肾造瘘术、鼻窦手术和下颌骨骨瘤切除术)的部位也有硬纤维瘤形成的报道。

硬纤维瘤与手术的关系

在 FAP 患者中,硬纤维瘤与外科治疗之间存在着复杂的相互关系:几乎所有患者都需要手术来预防结直肠癌,而手术似乎是硬纤维瘤形成的最主要诱因;在一些高危个案中,硬纤维瘤可在手术前发生,使预防性手术变得极为困难;更常见的情况是患者做了预防性手术,之后又发生了硬纤维瘤,使得进一步的手术(如十二指肠切除术或全直肠切除术)变得困难甚至不可能。

大多数 FAP 患者接受预防性结肠切除回肠直肠吻合术 (IRA) 或全结直肠切除术 (RPC)。关于这些手术之间的选择存在争议,但许多主要中心采用选择性方法,对于结直肠息肉负担相对较轻的患者推荐 IRA,RPC 适用于内镜无法控制的直肠疾病、息肉负担较重(超过 500 个结肠腺瘤性息肉或超过 20 个直肠腺瘤性息肉)或预示更严重疾病的基因型(APC 基因第 1250~1350 密码子的突变)[7-9]。其目的是预防结直肠癌,同时避免健康的青少年进行骨盆手术或造口的风险,并获得最佳的功能结果。

有充分的证据表明,在腹腔镜下进行 IRA,而不是开腹手术,可以降低随后硬纤维瘤形成的风险,以及具有其他相关的优势[9-11]。这并不奇怪,因为腹腔镜手术可以减少腹部创伤,同时对腹腔内容物的操作、失温和干燥处理,也少于开腹手术。

也有一些证据表明,RPC 比 IRA 更易导致形成更多的硬纤维瘤[9,12]。这可能是由于切口较长,需要进行更多的分离以移除直肠并将小肠移动到骨盆,以及建立了失效的回肠吻合。令人惊讶的是,与其他任何手术相比,腹腔镜下 RPC 术后发生硬纤维瘤的概率似乎更高[9]。虽然这似乎是违反直觉的,但是从世界最大的 FAP 中心——克利夫兰诊所(作者所在机构）收集的这方面令人信服的证据来看[12]，对于硬纤维瘤高危个体（硬纤维瘤个人史或家族史，或 APC 基因 1400 密码子以外的突变），尽可能避免使用 RPC；如果患者直肠息肉负担过重，应选择开腹手术，而非腹腔镜手术。

一项研究表明，如果预防性手术延迟[13]，则可降低后续硬纤维瘤形成的风险。预防性手术通常在青少年后期进行，以确保早于癌症的发生，同时以便于计划在受社会和接受教育影响最小的时候进行[7]。由于 APC 基因 1400 密码子以外的胚系突变而导致硬纤维瘤风险升高的患者，通常结直肠表型也减弱，这可能使手术安全推迟数年，并将硬纤维瘤形成的风险最小化。尽管结直肠腺瘤的负担可能会阻碍手术，但对于其他具有硬纤维瘤的高风险患者（患者有家族史或之前存在硬纤维瘤），尝试推迟手术可能是可取的。

对于这些高危人群，在手术前进行横断面成像也是明智的，以帮助决策和制订计划。例如，意外出现的小肠肠系膜硬纤维瘤，可使建立回肠储袋失去可能性。

如果已经接受过 FAP 预防手术的患者要接受任何类型的进一步腹部手术，即使没有明显的临床证据表明有硬纤维瘤，也要有良好的横断面成像。因为肠系膜纤维瘤病或甚至一个小的硬纤维瘤肿块都可能阻止十二指肠切除术后的 Roux 袢重建，或阻止回肠储袋在全直肠切除术后到达骨盆底部。

诊断

散发性硬纤维瘤

尽管绝大多数硬纤维瘤是散发性的，但非 FAP 患者发展成散发性硬纤维瘤的可能性比 FAP 患者发展成硬纤维瘤的可能性低得多。两个关键的问题在于，当发现一个被认为非 FAP 患者具有和硬纤维瘤相似的组织时，需要去明确诊断而且要确定这不是由 FAP 引起的。

在大多数情况下，患者表现为肿块，需要活检以排除肉瘤等其他诊断。一些恶性肿瘤周围有结缔组织增生反应，在组织学上与硬纤维瘤难以区分，因此活检应慎重解释。发现 CTNNB1 突变是诊断散发性硬纤维瘤的重要依据；在低度恶性肉瘤中不存在，也不存在于 FAP 相关的硬纤维瘤。在这种情况下，不需要进一步排除 FAP，患者通常最好由肉瘤科进行治疗。当病变被认为是硬纤维瘤时，没有发现 CTNNB1 突变，应考虑患者是否患有 FAP。应询问患者胃肠道症状和其他 FAP 的肠外表现（如骨瘤和表皮样囊肿），并仔细检查这些特征。还应该进行结肠镜检查，但需要记住的是 APC 基因远 3' 端的突变导致患有硬纤维瘤的风险升高，并通常伴有明显减弱的结直肠表型，很晚才会出现较少的腺瘤。因此，应仔细做结肠镜检查,做好高质量的准备和染色内镜检查,并进行活检以确定微腺瘤。除非有胃肠道症状,否则12~15 岁不应进行结肠镜检查。如果结肠镜检查结果是正常的,可以每隔 5 年重复一次直到患者步入中年。只有在发现一个确定的致病性突变的情况下,基因检测才会对鉴定遗传的 APC 突变有帮助。在少数确定的 FAP 患者中,并未检测到基因突变,因此没有突变不能排除这种情况,发现意义未知的变异只会增加困惑。

FAP 患者的硬纤维瘤

FAP 患者的情况非常不同, 具有硬纤维瘤典型临床症状和影像学表现的肿块极有可能是硬纤维瘤,通常不需要活检。

硬纤维瘤的症状、治疗方案和预后在很大程度上取决于其解剖部位。大多数患者出现肿块,但有肠梗阻症状,甚至腹膜炎,均可能是首发症状。

影像

影像学在硬纤维瘤的治疗中有多种用途。首要的是可进行诊断,并根据硬纤维瘤的大小和邻近结构对其进行解剖检查。此外,还有一些迹象表明,硬纤维瘤的影像可以用来预测生长。

CT 一直是主流,但在细节和图像质量方面,MRI 现在略优[14]。MRI 可能还有其他好处。有一些证据表明,T2 加权序列的高成像清晰度(反映了高含水量,因为细胞多)与随后的硬纤维瘤生长[15]有关。硬纤维瘤患者经常进行反复影像检查,并可积累相当高的辐射剂量,因此,MRI 会加以限制。需要记住的是,当使用不同的影像方式进行连续扫描时,很难评估硬纤维瘤的生长情况。

FDG-PET 扫描已被探索为预测硬纤维瘤生长的一种手段。毫无疑问,一些硬纤维瘤是 FDG 依赖的, 有报道称这在 FAP 患者的癌症随访中导致混淆,FDG 依赖的硬纤维瘤被错误地解释为复发性癌症。一些初步的证据表明,生长活跃的硬纤维瘤比静止的硬纤维瘤更容易生长,这为预测硬纤维瘤的生长提供了一种潜在的工具,尽管还需要进行大量的下一步工作[16]。

腹腔内硬纤维瘤的一个常见的症状是输尿管梗阻, 并定期使用超声扫描对肾脏进行监测可以避免梗阻遗漏,也可以减少辐射剂量[17]。

治疗

药物治疗

治疗硬纤维瘤的药物种类繁多。在已发表的文献中，有大量的病例报道和较少的队列研究[2]，但没有治疗硬纤维瘤的随机对照试验。大多数文献包含了FAP相关性和散发性的硬纤维瘤，以及包括各种解剖部位的硬纤维瘤，很少使用客观的病灶体积测量。考虑到不同的自然历程，这些显然是非常严重的缺陷，大多数发表的大型队列研究的结果与完全不治疗的结果非常相似。硬纤维瘤停止生长、体积轻微缩小和完全消退都被解释为治疗成功，即使这是相当一部分未经治疗的硬纤维瘤的自然结局[6]。

最广泛使用的药物是非甾体类抗炎药（特别是舒林酸）和抗雌激素[2]。在抗雌激素的治疗中，最初使用的是大剂量的他莫昔芬，但托瑞芬可以使用更大剂量，而且副作用也会更少，尤其是恶心。而雷洛昔芬[18]的副作用具有正面效果，可以降低子宫内膜癌和白内障的患病风险，是作者所在机构的首选药物。有趣的证据表明，开始抗雌激素治疗后很快就会发生硬纤维瘤坏死，这表明它在某些情况下很可能有效果。

尽管没有Ⅰ级证据和非常有限的Ⅱ级证据来支持药物治疗，但是这些药物的不良反应通常是轻微的，并且鉴于可用的选择有限，如果患者有硬纤维瘤的困扰，则很难避免使用某种形式的药物治疗[2]。

化学治疗

有证据表明，细胞毒性化学疗法至少在短期至中期可导致硬纤维瘤消退，尽管不良反应可能很明显。在一些病例中，顽固生长或多灶性的硬纤维瘤不能通过手术安全切除，但没有引起败血症或瘘管，这种治疗是合理的。许多不同的药物和药物组合已经被使用，但是甲氨蝶呤与长春新碱或长春碱[19]、阿霉素与达卡巴嗪[20]是最好的治疗组合。

其他治疗

最近有一些人对伊马替尼和类似的药物感兴趣，但在系列研究中，FAP相关性和散发性硬纤维瘤没有得到控制，因此没有很好的有效性证据。

手术

同样，也有一些关于手术治疗的小型队列研究，通常将不同部位的FAP相关性和散发性硬纤维瘤混杂在一起。手术有两个困难。首先，根据解剖部位的不同，手术可能会对邻近结构造成相当大的损伤，导致严重的并发症。另一个主要问题是，硬纤维瘤会复发，或由于手术创伤出现新的硬纤维瘤。

切除腹壁硬纤维瘤相对安全[2]，但仍需要仔细评估以确保硬纤维瘤深部不附着肠管。使用补片修补腹壁似乎不会增加复发风险或导致较多的并发症。有研究报道复发率在40%~60%[2]，进一步手术切除是可行的。通常切除腹壁硬纤维瘤是相对安全的，虽然复发率高，但如果这些病变有症状，切除硬纤维瘤可能是最好的治疗方法。

腹腔内硬纤维瘤的切除具有一个完全不同的状况，因为大多数发生在小肠肠系膜，并在不同程度上包裹肠系膜上动脉。这意味着切除范围通常包括切除小肠的很大一部分，而且很难预防和控制大出血[2]。早期的研究报道记录了很高的围术期死亡率，高达 35%，主要是由于出血。此外，较高比例的患者需要术后长期的肠外营养支持。后来来自专科中心的报道显示了更好的预后结果，这可能是因为谨慎的选择病例、仔细的术前准备、有硬纤维瘤手术经验的外科医生和更好的长期营养支持相结合的结果。由于小肠丧失可能带来显著风险，FAP 相关性硬纤维瘤累及小肠肠系膜通常避免手术作为一线治疗，而对于快速生长、引起脓毒症或其他并发症的硬纤维瘤患者则采取保留手术治疗。详细的术前影像学检查，特别是肠系膜上动脉的起点，对于确定可能发生的小肠切除范围非常有用。

在过去的几年里，FAP 患者中进行小肠、小肠和腹壁或多脏器移植取得了成功。

其他治疗

基因治疗已被研究过，但收效甚微。有研究将包括乙醇和干扰素在内的多种物质注射到硬纤维瘤中，但考虑到报道的数量很少，以及这种疾病的自然病程，不能判断这种疗法是否有效。

有一些报道使用射频消融成功治疗腹壁和腹腔外硬纤维瘤。这些很难解释，但如果不是很靠近肠道等结构，这种微创和安全的治疗方法可能会起到一定作用。

放射治疗通常与手术结合使用，用于治疗散发性硬纤维瘤，以降低复发率。然而，它在 FAP 患者中的使用非常有限，因为大多数硬纤维瘤位于腹腔或腹壁内侧，因为靠近小肠而不能使用放射治疗[2]。

治疗策略

一些国家和国际机构已经制定了 FAP 的管理指南，但大多数都很少提及硬纤维瘤，而且所有指南都是基于极其有限的文献。主要的挑战是从绝大多数患者中识别出有生命危险的、持续生长的硬纤维瘤，同时避免持续生长的硬纤维瘤对患者造成伤害。对有生命危险、持续生长的硬纤维瘤患者应进行更加积极的监测和治疗，理想状态下，应在患者病情严重或肿瘤太大而无法进行有效治疗之前开始治疗。

一种基于大小、症状和生长速度的硬纤维瘤分期体系已经被提出[21]。这有助于区分无害的硬纤维瘤和那些需要积极治疗的硬纤维瘤，最好由有处理这一具有挑战性的临床问题经验的专业中心提供意见。下面图 6.2 概述了作者所在机构使用的硬纤维瘤的管理方案。

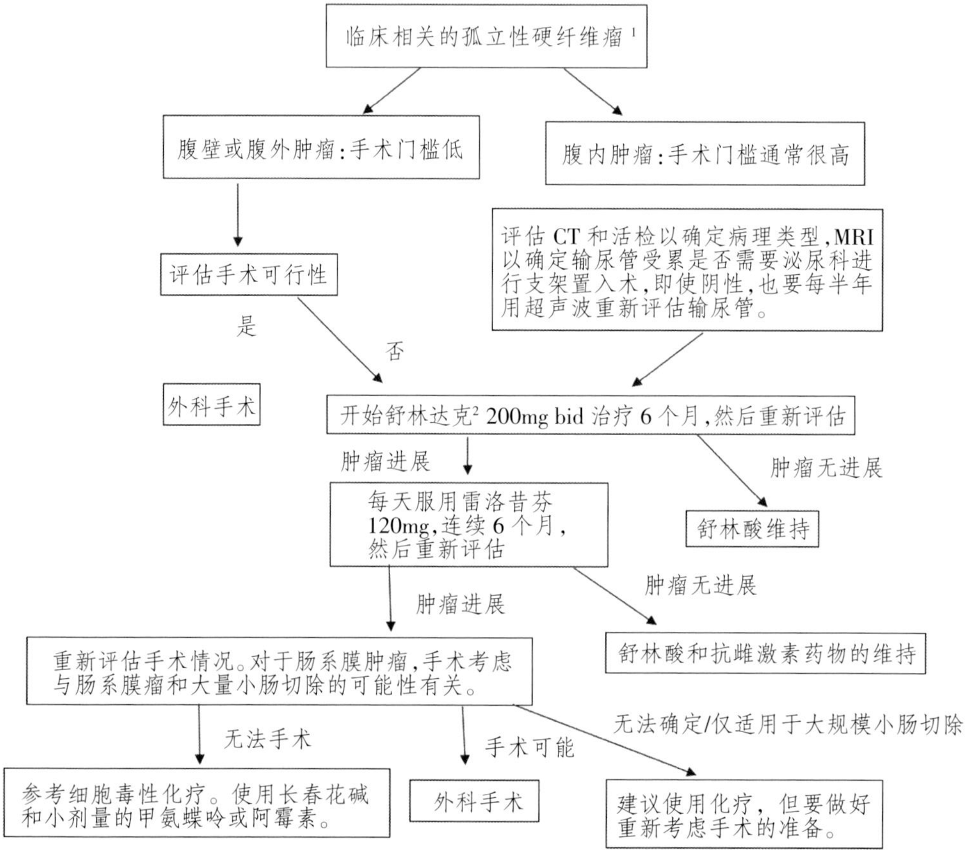

图 6.2 圣马克医院息肉登记处硬纤维瘤管理算法。1 在多个肿瘤的情况下，治疗的平衡是朝着药物治疗而不是手术的方向调整，特别是对于已知有进一步发展或复发肿瘤的高风险患者（3‘胚系 APC 突变，家族病史）。2 如果不能耐受舒林酸，可以考虑改用雷洛昔芬。

腹壁和腹腔外硬纤维瘤

如果患者出现有症状的腹壁或腹腔外硬纤维瘤，手术的门槛很低，通常手术作为一线治疗。如果可能带来麻烦的硬纤维瘤可以安全地切除，就应该推荐手术。

如果因硬纤维瘤的解剖位置或手术可能带来的并发症而感到手术切除困难，作者建议开始服用舒林酸，每日 2 次，每次 200mg。患者在 3~6 个月后进行临床和使用横断面成像进行重新评估。如果硬纤维瘤继续生长，就需要仔细考虑是否应该切除，因为如果硬纤维瘤继续生长，手术的困难可能会增加。如果仍认为不适合手术或可以进一步推迟手术，则每日添加雷洛昔芬 120 mg，3~6 个月后再进行进一步复查。

如果硬纤维瘤继续生长，则应再次考虑手术治疗，若这仍然不是一个合理的选择，则可考虑化学治疗或射频消融术等替代治疗。

腹腔内的硬纤维瘤

如果硬纤维瘤主要发生在腹腔内，通常尽量避免手术。如果患者有输尿管梗阻，需要转至泌尿科进行支架置入术。最初需要每 6 个月进行一次尿路梗阻评估，一旦硬纤维瘤稳定，则每年进行一次评估。一线治疗是舒林酸 200mg，每日 2 次，3~6 个月后进一步评估。如果硬纤维瘤停止生长，应继续用药，但没有可靠的证据来判断这种治疗应该持续多久。如果硬纤维瘤已稳定 1~2 年，尝试停止治疗是合理的。

如果硬纤维瘤继续生长，增加服用雷洛昔芬每天 120mg，并重新评估患者。如果病情稳定，继续用药，可以考虑 1~2 年后减少或停药。如果腹腔内硬纤维瘤持续明显生长，就必须向肿瘤科医生咨询，考虑进行化疗，至少在短期到中期内已显示出良好的化学治疗效果。这需要在硬纤维瘤导致肠瘘或坏死并导致脓毒症之前给予，这些均是化学治疗的禁忌证。如果出现脓毒症，或由于其他原因而不能化学治疗，但硬纤维瘤明显增多，那么手术可能是唯一的选择，即使手术很可能导致小肠广泛切除，并需要长期的肠外营养或小肠移植。

多发性硬纤维瘤

硬纤维瘤通常是多发的，存在于多个部位。在这些病例中，治疗的平衡需要通过药物来调整，但每个硬纤维瘤患者都需要根据自己的情况进行治疗。而患有多发性硬纤维瘤的患者在接受药物治疗甚至化学治疗的同时，仍可以切除孤立的腹壁硬纤维瘤。

腹腔内硬纤维瘤的急性期表现

腹腔内硬纤维瘤较为常见的表现是中央坏死导致败血症[22]。目前还不确定这种情况是如何出现的，但它可能是由于硬纤维瘤快速增长超过其血液供应导致中央坏死和液化。由于肠道经常被硬纤维瘤包裹，因此可能与肠腔相通，或者坏死中心可能被细菌移位感染。

处理这种情况的流程图如图6.3所示[22]，第一个重要的步骤是控制脓毒症。在一些情况下，这可以用抗生素来完成。更多情况下，需要经皮引流。这通常可以通过放射引导来实现（图6.4），但有时插入的引流管太细，无法提供足够的引流。在有些极端情况下中央坏死周围的硬纤维瘤组织过于坚韧，通过放射引导不能放置引流管。在这种情况下，使用横断面成像来规划进入路径，然后在手术室内全身麻醉的情况下插入引流管，有时可以直接在硬纤维瘤的进入点上进行腹部小切口，有时也需要剖腹手术。

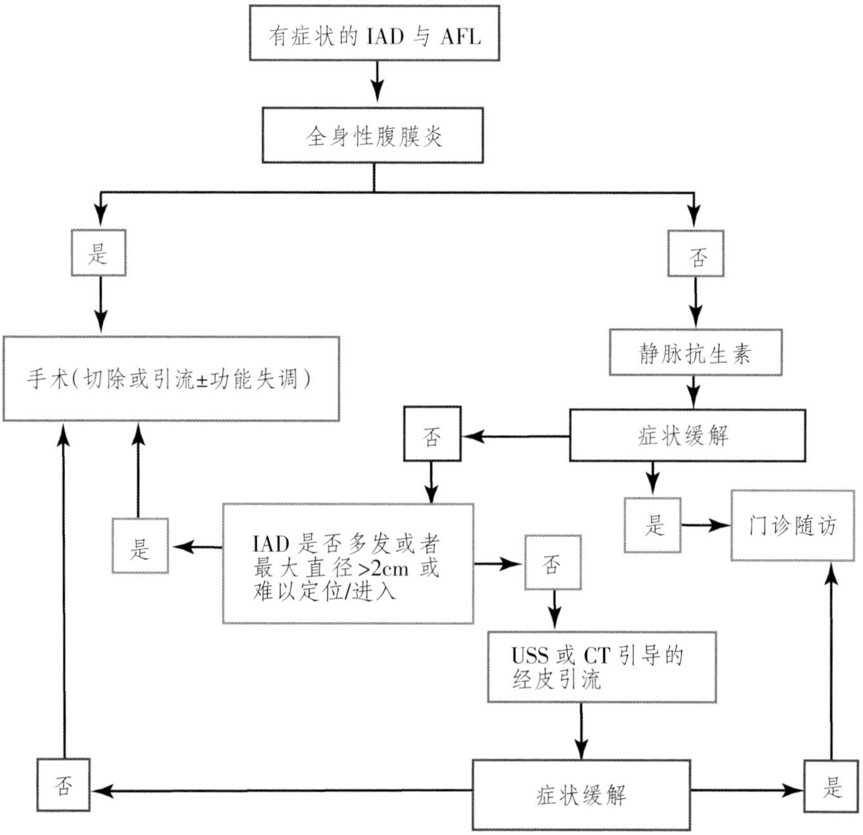

图6.3 腹内伴有气液面硬纤维瘤的处理流程。IAD，腹内硬纤维瘤；AFL，气液平面；USS，超声；IV，静脉注射。（Reproduced from[22]with permission）（微信扫描本书最后一页二维码获取高清彩图）

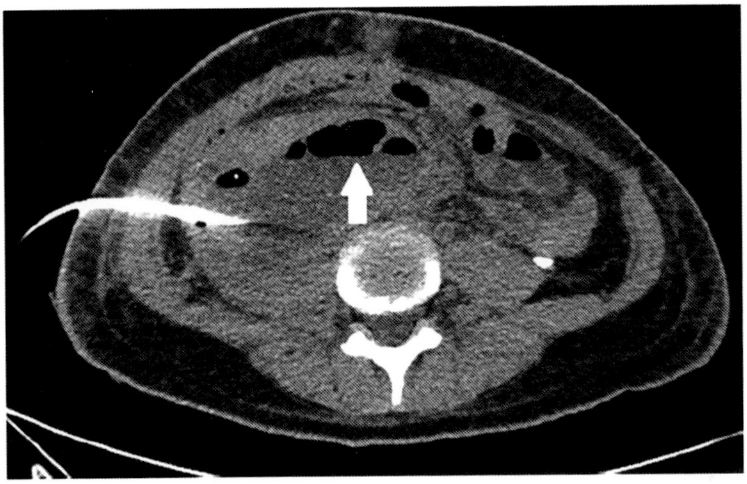

图 6.4　CT 扫描显示小肠系膜硬纤维瘤伴中央坏死和气液水平(箭头)同时经皮引流。

如果单纯引流不能控制,或者硬纤维瘤明显与肠腔相通,或者存在完全性肠梗阻,那么下一步就是剖腹手术,在硬纤维瘤近端造瘘。这可能是一台从技术上来说,极其困难的手术,因为小肠的活动度往往非常有限,特别是在肥胖患者中,甚至不可能在硬纤维瘤的近端造瘘。当它能够实现时,通常会导致近端吻合口排泄过多,需要静脉输液和营养支持。

挑战

我们可以在一定程度上识别高危人群,并努力确保延迟他们的预防性手术,并将硬纤维瘤的风险降到最低。也许使用药物预防具有一个诱人的前景,但目前没有任何证据支持。

同样,也没有证据表明筛查所有的 FAP 患者对治疗硬纤维瘤有帮助;许多患者会有亚临床硬纤维瘤,考虑到许多硬纤维瘤不需要治疗,而且几乎没有什么依据来确定是否需要治疗,这会增加患者的焦虑。

使用更好的技术来对区分稳定或生长非常缓慢的硬纤维瘤与那些生长迅速、危及生命的硬纤维瘤是非常有帮助的,以便在需要时进行及时和适当的积极治疗。高质量的治疗试验需要精心设计,并在多中心进行,以便纳入足够的患者数量。只有通过国家和国际组织,如美洲遗传性结直肠癌合作小组(CGA)或国际胃肠道遗传性肿瘤协会(InSiGHT),才有可能做到这一点。

(耿树安　詹壹翔　译)

参考文献

1. Zippel DB, Temple WJ. When is a neoplasm not a neoplasm? When it is a desmoid. J Surg Oncol. 2007;95:190–1.
2. Sturt NJH, Clark SK. Current ideas in desmoid tumours. Familial Cancer. 2006;5:275–85.
3. Sinha A, Tekkis PP, Gibbons DC, Phillips RK, Clark SK. Risk factors predicting desmoid occurrence in patients with familial adenomatous polyposis: a meta-analysis. Color Dis. 2011;13:1222–9.
4. Clark SK, Pack K, Pritchard J, Hodgson SV. Familial adenomatous polyposis presenting with childhood desmoids. Lancet. 1997;349:471–2.
5. Clark SK, Smith TG, Katz DE, Reznek RH, Phillips RK. Identification and progression of a desmoid precursor lesion in patients with familial adenomatous polyposis. Br J Surg. 1998;85:970–3.
6. Church JM. Desmoid tumours in patients with familial adenomatous polyposis. Semin Colon Rectal Surg. 1995;6:29–32.
7. Tudyka VN, Clark SK. Surgical treatment in familial adenomatous polyposis. Ann Gastroenterol. 2012;25:201–6.
8. Sinha A, Tekkis PP, Rashid S, Phillips RKS, Clark SK. Risk factors for secondary proctectomy in patients with familial adenomatous polyposis. Br J Surg. 2010;97:1710–5.
9. Chittleborough TJ, Warrier SK, Heriot AG, Kalady M, Church J. Dispelling misconceptions in the management of familial adenomatous polyposis. ANZ J Surg. 2017 7;253:661–5.
10. Vitellaro M, Bonfanti G, Sala P, et al. Laparoscopic colectomy and restorative proctocolectomy for familial adenomatous polyposis. Surg Endosc. 2010;25:1866–75.
11. Sinha A, Burns EM, Latchford A, Clark SK. Risk of desmoid formation after laparoscopic versus open colectomy and ileorectal anastomosis for familial adenomatous polyposis. BJS Open. 2018;3:121–4.
12. Vogel JD, Church JM, LaGuardia L. Minimally invasive pouch surgery predisposes to desmoid tumor formation in patients with familial adenomatous polyposis. Dis Colon Rectum. 2005;48:662–3.
13. Durno C, Monga N, Bapat B, Berk T, Cohen Z, Gallinger S. Does early colectomy increase desmoid risk in familial adenomatous polyposis? Clin Gastroenterol Hepatol. 2007;5:1190–4.
14. Sinha A, Hansmann A, Bhandari S, Gupta A, Burling D, Rana S, et al. Imaging assessment of desmoid tumours in familial adenomatous polyposis: is state-of-the-art 1.5 T MRI better than 64-MDCT? Br J Radiol. 2012;85:e254–61.
15. Healy JC, Reznek RH, Clark SK, Phillips RK, Armstrong P. MR appearances of desmoid tumors in familial adenomatous polyposis. AJR Am J Roentgenol. 1997;169:465–72.
16. Bhandari S, Taylor NJ, Sinha A, Sonoda L, Sanghera B, Wong WL, et al. Can combined 18F-FDG-PET and dynamic contrast-enhanced MRI predict behavior of desmoid tumors in patients with familial adenomatous polyposis? Dis Colon Rectum. 2012;55:1032–7.
17. Walton SJ, Malietzis G, Clark SK, Havranek E. Urological sequelae of desmoids associated with familial adenomatous polyposis. Familial Cancer. 2018;77:665.
18. Tonelli F, Ficari F, Valanzano R, et al. Treatment of desmoids and mesenteric fibromatosis in familial adenomatous polyposis with raloxifene. Tumori. 2003;89:391–6.

19. Azzarelli A, Gronchi A, Bertulli R, Tesoro JD, Baratti D, Pennacchioli E, et al. Low-dose chemotherapy with methotrexate and vinblastine for patients with advanced aggressive fibromatosis. Cancer. 2001;92:1259–64.
20. Schnitzler M, Cohen Z, Blackstein M, Berk T, Gallinger S, Madlensky L, et al. Chemotherapy for desmoid tumors in association with familial adenomatous polyposis. Dis Colon Rectum. 1997;40:798–801.
21. Church J, Berk T, Boman BM, Guillem J, Lynch C, Lynch P, et al. Staging intra-abdominal desmoid tumors in familial adenomatous polyposis: a search for a uniform approach to a troubling disease. Dis Colon Rectum. 2005;48:1528–34.
22. Bhandari S, Ranchod P, Sinha A, Gupta A, Clark SK, Phillips RKS. Familial adenomatous polyposis-related desmoids presenting with air-fluid level: a clinical review and management algorithm. Dis Colon Rectum. 2012;55:810–4.

第 7 章

家族性腺瘤性息肉病父母所生婴儿的肝母细胞瘤

Todd E. Heaton, Michael F. Walsh

引言

家族性腺瘤性息肉病(FAP)是一种由结肠腺瘤性息肉病 APC 基因突变引起的常染色体显性遗传病,与甲状腺乳头状癌、肾上腺癌、壶腹周围癌、硬纤维瘤等肠外的良恶性病变相关联。FAP 还与一种肝脏恶性肿瘤——儿童肝母细胞瘤(HB)的患病风险增加有关。HB 在 FAP 患者中表现独特,因为它几乎只出现在 5 岁以下、肠道症状还未出现的患者中。本章将从历史、遗传基础和治疗的角度描述一般的 HB 患者和患有 FAP 的 HB 患者的区别,并讨论对父母 APC 基因突变的婴儿进行早期FAP 基因检测和 HB 筛查的潜在好处。

HB 患者 FAP 的发病率和 FAP 患者 HB 发病率

最近报道的 HB 发病率为每年每百万人中有 1.2~1.5 例,比早期估计的每年每百万人中有 1 例略有升高[1],而每 9000 ~ 18 000 例存活新生儿中有 1 例发生 FAP[2]。1952 年,伦敦的医生第一次记录这两种疾病的交集[3]:一个有 FAP 家族史的婴儿被诊断为 HB。1983 年,Kingston 等人报道了 4 例。他认为这种联系太频繁了,不能仅用偶然来解释[4]。这种双向联系的难题立刻变得显而易见。如果 HB 婴儿比其他婴儿更容易患 FAP,那么 HB 幸存者及其家庭成员患 FAP 相关癌症的风险会更高;反过来说,FAP 家庭的婴儿患 HB 的风险也比其他婴儿高得多。在 HB 幸存者中发生 FAP 是一种延迟现象,而且大多数病例在FAP 表现出来之前就可以被鉴别出来, 但 HB 出现的时间比任何明显的 FAP 症状的出现都要早得多,并且会立即危及生命。对于合理临床管理来说,了解危险人群中每种疾病的关联和发病率至关重要。

为了确定 HB 幸存者中 FAP 的发病率,Garber 等人在有 FAP 家族史的患者中发现 11 例新发 HB,且回顾了文献中 14 例类似病例。在 11 例患者中,5 例患有视网膜色素上皮细胞先天性肥大(CHRPE),7 例幸存者中有 6 例在 7~25 岁时长出息肉[5]。在另一组研究中,3 例有 FAP 家族史的患者,在 9~18 岁时患息肉病[6]。最近一篇文献回顾发现 28 例 FAP 患者中有 27 例(96%)CHRPE 或息肉有异常表现,所有 64 例患者都有可识别的 APC 突变[7]。可以理解的是,绝大多数有 FAP 家族史的 HB 幸存者会发展成 FAP,这就成了建议对所有有息肉病或结肠癌家族史的 HB 患者进行筛查的基础[8]。然而这些研究并没有检查 FAP 在无 HB 患者中的发病率。2005 年,儿童肿瘤学组报道 93 例 HB 登记患者中有 8 例(8.6%)提示有 FAP 家族史[9]。然而这种分析可能会遗漏缺乏家族史的新 APC 突变患者(FAP 患者的 12%~40%)。德国一项类似的注册研究对患者进行了 APC 检测,发现 50 名 HB 患者中有 5 人（10%）的 APC 突变导致 FAP;5 例患者中有 2 例是自身的 APC 突变，其父母检测后无 APC 突变[10]。最近的另一项研究显示,29 例明显发病的 HB 患者中,有 4 例(13.8%)发现 APC 基因检测有 FAP 致病性突变[11]。

最近的一项综合文献回顾发现,共有 109 例 HB 患者在治疗前或治疗后诊断为 FAP[7]。梅奥诊所的一项早期分析发现,FAP 患者中新生儿的 HB 发病率为 0.75%[12]，远远高于普通人群的发病率(每 10 万活新生儿中 1 例或每 100 万例中 1.5 例[1])。约翰·霍普金斯大学一项类似的登记研究计算得出,父母一方患有 FAP,其所生的婴儿患 HB 的风险是一般人群的847 倍(95% CI 为 230~2200)。这项研究首次提出了在 FAP 的家族中进行实验室或图像筛查 HB 的可能性[13]。最近的研究表明了更高的发病率。事实上,从对最近梅奥诊所注册的患者的研究发现,FAP 父母所生婴儿的 HB 发病率为 2.5%[14]。另一项登记研究发现,FAP 父母所生婴儿的 HB 发病率为 2.65%[15]。所有这些报道都是基于父母中只有一方有 FAP 的婴儿数量,因此,如果纠正了只有 50%的婴儿会遗传这种基因的事实,在 *APC* 突变的婴儿中 HB 的发病率将是原来的 2 倍。

总之，用现有的最佳数据估计，具有 FAP 家族史的 HB 患者发展成 FAP 的风险超过 90%,零星的 HB 幸存者患 FAP 的总体可能性为 9%~14%,这些 FAP 患者有 12%~40%是自身的 APC 突变。与此相反的是,父母一方被诊断为 FAP 的婴儿在出生后的前 10 年内有 0.75%~2.65%的风险发展为 HB。

HB 和 FAP 的遗传重叠

一般来说，儿童实体瘤，特别是 HB，与成人癌症相比，其特有的基因和染色体改变较少。像许多儿童肿瘤一样，HB 是由控制起源器官发育的同一细胞信号失衡所导致的。Wnt 是胎儿肝脏生长发育的主要调节因子，Wnt 信号的异常与 HB 发病机制有关[16]。癌基因 β-catenin 和抑癌基因 APC 这两个基因在 HB 和成熟肝细胞中调节 Wnt 信号活性[17]。免疫组化显示 HB 细胞中出现异常的 β-catenin 累积[18]。导致这种失衡最常见的原因是激活了 β-catenin 的突变，在 50%~75%的 HB 患者中发现了这种突变[19-22]。这些激活突变导致异常的 β-catenin 积累和 Wnt 信号通路激活，从而促进细胞生长。甚至在不同的 HB 亚型之间β-catenin 的免疫定位也存在差异，并被假设用于控制不同 HB 亚型的生长、侵袭和转移[17]。虽然在 HB 中较少发现，但 *APC* 基因的肿瘤抑制活性的丧失与 β-catenin 的激活突变对 Wnt 信号具有相同的末端效应。APC 基因产物是 Wnt 信号复合物降解所必需的，而 APC 的突变或等位基因丢失会导致类似的 β-catenin 积累[23]。虽然 APC 的丢失是 Wnt 通路导致 HB 的一种不常见的干扰，但它使患者更易发生 Wnt 信号异常，是 FAP 患者 HB 风险增加的可能原因。

FAP 可以在没有 APC 突变的情况下临床诊断出来，临床 FAP 患者中 85%~90%的患者在基因检测中有可识别的 APC 突变，其中 12%~40%的突变是全新的。迄今为止，所有经过基因测序的 FAP 相关 HB 患者均有可识别的 APC 突变[7,14]。绝大多数突变导致 APC 蛋白截断，导致 APC 在 β-catenin 降解过程中功能缺失[24,25]。这种生长调节缺失在多个器官中表现出来，导致 FAP 表型与结直肠癌、十二指肠癌、肾上腺癌和甲状腺癌相关风险增加，也让 HB 患病风险增加。APC 突变的某些表现（如硬纤维瘤、衰减型 FAP 和更严重型 FAP）被追踪到基因上的特定区域[26-28]。一些早期关于 FAP 伴 HB 患者的 APC 突变报道推测，这种 FAP 的肠外表现也可能聚集在基因的特定区域[29]，但更大规模的分析表明，FAP 家族史婴儿发生 HB 的风险不能通过 APC 突变的位置来预测[6,7,9,10]。鉴于这些发现，任何有 FAP 亲属的孩子都有罹患 HB 的风险，无论其特殊病史是衰减型息肉病，还是侵袭性息肉病，无论其有无其他结肠外表现。而在没有可识别 APC 突变的家庭中，HB 的风险可能较低，而且 HB 尚未被报道与如青少年息肉病、黑斑息肉综合征、MHY 相关性息肉病等其他息肉病综合征相关。

HB 的表现、预后和治疗

HB 是一种婴儿期疾病，平均发病年龄为 13~18 个月，超过 90%的患者在生命的前 4

年发病。男女比例为(1.2~1.9)：1[30-32]。与其他遗传相关的 HB 的发病明显早于散发性病例[33]。然而 FAP 伴 HB 的流行病学与散发性 HB 非常相似。迄今为止,最大的研究报道了 HB 的中位发病年龄为 20 个月，在诊断时年龄大于 6 岁的患者小于 4%，男性稍具优势(2.6：1),与散发性 HB 相比人口统计学特征没有显著差异[7]。

经过几个国际组织数十年的研究,HB 的预后在过去 30 年有了显著改善,但目前 70% 以上的总生存率仍然依赖于对所有可见病变的手术切除[1,30,32]。虽然研究发现了其他预后因素,但最有力的生存指标是切除所有病变的能力。由于切除对患者生存的影响较大,HB 分期体现了手术切除的成功与否：Ⅰ期,切除边缘阴性；Ⅱ期,显微残留病；Ⅲ期,肉眼残留疾病或荚膜破裂；Ⅳ期,转移性疾病。而在肿瘤大到一定程度之前,HB 通常没有任何症状,而且大多数患者存在Ⅲ期或Ⅳ期疾病(表 7.1)。分期的总生存率如下：Ⅰ~Ⅲ期为 95%~100%；Ⅲ期为 76%；Ⅳ期为 40%~57%[30,31,34]。由于肝移植和多药、高剂量化学治疗方案等更积极的手术和药物治疗,Ⅲ期和Ⅳ期患者的生存率有所提高,但这些方案本身也都存在风险和并发症[10,30-32,34,35]。

表 7.1　HB 患者的分期及生存率的分布情况

分期	患者分布率	总体生存率
Ⅰ~Ⅱ	44%	>95%
Ⅲ	36%	76%
Ⅳ	20%	40%~57%
总体		65%~75%

Adapted from Fuchs et al[31].

最近,主要的 HB 治疗合作小组之间开展了国际合作。儿童肝脏肿瘤国际协作(CHIC)成为国际数据共享与合作的典范。CHIC 修订、细化并结合了以前在世界各地使用的风险分层系统,使之成为一个主要基于疾病预处理程度的通用系统(PRETEXT)[36,37]。PRETEXT 分期是根据诊断时的肿瘤影像,以及由 3 条肝静脉分开的肝脏 4 个解剖部位中有多少部位被肿瘤侵犯来划分的。如:PRETEXT Ⅰ只涉及 1 个部位,没有穿过任何静脉;PRETEXT Ⅱ涉及 2 个部位等。PRETEXT 还包括基于影像学的重要危险因素,如血管受累、多病灶、肝外侵犯和转移。该系统的优点是在诊断时可获得风险信息,并可用于决定新辅助、辅助和手术治疗的级别。与之前的分期系统一样，大多数患者存在 PRETEXT Ⅲ期或 PRETEXT Ⅳ期肿瘤,随着 PRETEXT Ⅲ期或 PRETEXT Ⅳ期的升高,患者生存率会降低(表 7.2)。最近欧洲的一项研究报道了 59%的患者出现了 PRETEXT Ⅲ期或Ⅳ期肿瘤,PRETEXT Ⅰ~Ⅱ期患者的

表 7.2　无其他影像学、实验室或人口统计学危险因素的 HB 患者的 PRETEXT 分期生存率

	PRETEXT Ⅰ~Ⅱ期	PRETEXT Ⅲ期	PRETEXT Ⅴ期	伴有转移的 PRETEXT
5 年生存率	92%	87%	77%	18%~48%

Adapted from Czauderna et al[36].

总生存率为 90%，PRETEXT Ⅲ期和 PRETEXT Ⅳ期患者的死亡风险比为 1.5~2.2[38]。

在过去的 30 年里，HB 的治疗有了显著进步。基于对 HB 的公认风险分层，CHIC 设计了儿童肝脏国际肿瘤试验（PHITT；NCI 03017326），目前正在招募患者[37]。试验的分层是复杂的，但是过多关注了对非常低风险的患者（PRETEXT Ⅰ期或Ⅱ期疾病、无其他危险因素、行肿瘤前期切除的患者）的简化治疗，维持低或中等危险疾病患者的高生存水平，并继续尝试提高高风险疾病患者（PRETEXTⅢ期和Ⅳ期患者附加危险因素和转移性疾病患者）的生存。表 7.3 列出了针对不同危险群体的推荐治疗方法。

以上详细的研究进展极大地改善了所有 HB 患者的预后。而大多数患者仍然存在晚期疾病，必须面对高度积极治疗的长期影响。

HB 患者筛查 FAP 和 FAP 患者筛查 HB 的好处

筛查可以发现尚处于对治疗敏感的早期阶段时的肿瘤，从而改善预后。对 HB 患者进行 FAP 筛查的理由非常充分：HB 发病率低，需要筛查的人群较少；目前的基因筛查只有一种相对便宜的检测方法，而一个 APC 突变的识别可以使多个亲属受益。在过去的 30 年里，

表 7.3　在儿童肝脏国际肿瘤试验（NCI 03017326）中 HB 危险人群内科和外科治疗的简要描述

风险组	新辅助化学治疗	手术切除	化学治疗
很低	无	前期	0~2 顺铂疗程
低	2~4 个顺铂疗程 [a]	后期	2~4 顺铂疗程
中等	2~4 顺铂疗程或 C5VD 疗程 [b]	后期、转移	2~4 顺铂疗程或 C5VD 疗程 [b]
高	3 个顺铂、阿霉素疗程，或更多 [c]	后期，转移+(-)，转移切除术	依赖于疾病状况

[a] 2 个周期后进行评估，如果可以就切除，如果不可以就 2 两个以上疗程后行新辅助治疗；

[b] 随机分为顺铂单药治疗或 C5VD 疗程（顺铂、5-FU、长春新碱、阿霉素）；

[c] 通过 SIOPEL 4 根据病情和可切除性进行疗效评估和进一步的新辅助治疗。

这些特点导致了对 HB 患者进行 FAP 筛查的多种建议[4,6-10,12]。筛查从一个完整的家族史开始，以确定有早期结肠癌或其他 FAP 相关癌症的亲属。在有 FAP 家族史的 HB 患者中(8.6%的 HB 患者)，几乎所有人都会发展为 FAP，其家庭成员也需要进行筛查，以确定其患 FAP 相关癌症的风险。应将筛查范围扩大到携带 APC 突变的 HB 患者的所有一级亲属，并及时进行筛查，因为一些较年长的家庭成员存在较高的癌症风险或可能已经存在未诊断的癌症。然而仅筛查有 FAP 家族史的 HB 患者，会遗漏有新 APC 突变的 HB 患者(12%~40%)。而对所有 HB 幸存者进行基因筛查将确定所有 APC 突变的个体(10%~14%的 HB 患者)，并可能防止 HB 幸存者因 FAP 相关癌症已到晚期而死亡[7,9-11,14]。

对患 FAP 父母的婴儿进行 HB 筛查的成本和收益难以估计。由于 FAP 的发病率较高，需要对更多的人群进行筛查。这些检查必须在儿童仍然处于危险之中的数年内重复多次，好处只延伸到接受筛查的一小部分患者，而且假阳性的风险更高，将导致进一步的检测和潜在的过度治疗。最近 HB 患者总体生存率提高到 70%也必须考虑在内。然而早期诊断可以带来更好的结果和减少对有毒化学治疗的暴露，这使得许多研究人员提倡对 FAP 父母所生婴儿进行 HB 筛查[4-7,9,10,12,14]。FAP 父母所生婴儿的 HB 发病率为 0.75%~2.65%，与父母为贝－威综合征的儿童 HB 发病率相似。Clericuzio 等人对贝－威综合征的建议是对其进行 HB 筛查[39-41]。据报道，5 例接受 HB 筛查的贝－威综合征婴儿均发现了肿瘤，所有 5 例婴儿均为Ⅰ期 HB，相比之下，散在 HB 的Ⅲ期或Ⅳ期诊断率为 55%~60%[42]。尽管该模型是可行的，但对父母中有 FAP 的婴儿进行 HB 筛查的方案存在显著差异[2,43]。近年来，对这一人群中 HB 筛查的支持大大提升，但缺乏统一的筛查方案和早期诊断的支持性证据。

目前，我们建议所有的 HB 幸存者都要进行种系 APC 突变检测，同时也要对 APC 突变患者的一级亲属进行检测。考虑到迟发 HB 的影响，我们还建议对 FAP 父母所生婴儿从出生直至 5 岁，每 3 个月进行一次肝脏超声筛查。甲胎蛋白检测不包括在筛查中，因为 1 岁以下婴儿，在可操作的影像学检查前可能会出现升高，因为 20%的HB 患者血清水平可能正常，并且检测具有侵入性。该方案确认了 1 例Ⅰ期、胎儿组织学 HB 病例，患者通过前期手术切除没有进行化学治疗就治愈了。

总结

FAP 和 HB 之间的联系已经得到很好的证明，需要对双方进行临床研究。通过适当筛查，可以降低 HB 幸存者其他 FAP 相关癌症晚期诊断的风险，以及 FAP 父母所生婴儿的 HB 患病风险。需要进一步的研究来确定最有效获益的筛选方案，并证明其获益。

（李西川　陶航波　译）

参考文献

1. Spector LG, Birch J. The epidemiology of hepatoblastoma. Pediatr Blood Cancer. 2012;59(5):776–9.
2. Achatz MI, Porter CC, Brugieres L, Druker H, Frebourg T, Foulkes WD, et al. Cancer screening recommendations and clinical management of inherited gastrointestinal cancer syndromes in childhood. Clin Cancer Res. 2017;23(13):e107–e14.
3. McNab GH, Montcrieff SA, Bodian M. Primary malignant hepatic tumours in childhood. In: British Empire Cancer Campaign, 30th annual report; 1952. p. 168–76.
4. Kingston JE, Herbert A, Draper GJ, Mann JR. Association between hepatoblastoma and polyposis coli. Arch Dis Child. 1983;58(12):959–62.
5. Garber JE, Li FP, Kingston JE, Krush AJ, Strong LC, Finegold MJ, et al. Hepatoblastoma and familial adenomatous polyposis. J Natl Cancer Inst. 1988;80(20):1626–8.
6. Giardiello FM, Petersen GM, Brensinger JD, Luce MC, Cayouette MC, Bacon J, et al. Hepatoblastoma and APC gene mutation in familial adenomatous polyposis. Gut. 1996;39(6):867–9.
7. Trobaugh-Lotrario AD, Lopez-Terrada D, Li P, Feusner JH. Hepatoblastoma in patients with molecularly proven familial adenomatous polyposis: clinical characteristics and rationale for surveillance screening. Pediatr Blood Cancer. 2018;65(8):e27103.
8. Perilongo G. Link confirmed between FAP and hepatoblastoma. Oncology (Williston Park). 1991;5(7):14.
9. Hirschman BA, Pollock BH, Tomlinson GE. The spectrum of APC mutations in children with hepatoblastoma from familial adenomatous polyposis kindreds. J Pediatr. 2005;147(2):263–6.
10. Aretz S, Koch A, Uhlhaas S, Friedl W, Propping P, von Schweinitz D, et al. Should children at risk for familial adenomatous polyposis be screened for hepatoblastoma and children with apparently sporadic hepatoblastoma be screened for APC germline mutations? Pediatr Blood Cancer. 2006;47(6):811–8.
11. Yang A, Sisson R, Gupta A, Tiao G, Geller JI. Germline APC mutations in hepatoblastoma. Pediatr Blood Cancer. 2018;65(4):e26892.
12. Hughes LJ, Michels VV. Risk of hepatoblastoma in familial adenomatous polyposis. Am J Med Genet. 1992;43(6):1023–5.
13. Giardiello FM, Offerhaus GJ, Krush AJ, Booker SV, Tersmette AC, Mulder JW, et al. Risk of hepatoblastoma in familial adenomatous polyposis. J Pediatr. 1991;119(5):766–8.
14. Kennedy RD, Potter DD, Moir CR, El-Youssef M. The natural history of familial adenomatous polyposis syndrome: a 24 year review of a single center experience in screening, diagnosis, and outcomes. J Pediatr Surg. 2014;49(1):82–6.
15. Moore SW, Tshifularo N, Grobbelaar J. Lessons from the hepatoblastoma-familial polyposis connection. S Afr Med J. 2012;102(11. Pt 2):888–9.
16. Buendia MA. Genetic alterations in hepatoblastoma and hepatocellular carcinoma: common and distinctive aspects. Med Pediatr Oncol. 2002;39(5):530–5.
17. Armengol C, Cairo S, Fabre M, Buendia MA. Wnt signaling and hepatocarcinogenesis: the hepatoblastoma model. Int J Biochem Cell Biol.

2011;43(2):265–70.
18. Wei Y, Fabre M, Branchereau S, Gauthier F, Perilongo G, Buendia MA. Activation of beta-catenin in epithelial and mesenchymal hepatoblastomas. Oncogene. 2000;19(4):498–504.
19. Jeng YM, Wu MZ, Mao TL, Chang MH, Hsu HC. Somatic mutations of beta-catenin play a crucial role in the tumorigenesis of sporadic hepatoblastoma. Cancer Lett. 2000;152(1):45–51.
20. Yamaoka H, Ohtsu K, Sueda T, Yokoyama T, Hiyama E. Diagnostic and prognostic impact of beta-catenin alterations in pediatric liver tumors. Oncol Rep. 2006;15(3):551–6.
21. Ueda Y, Hiyama E, Kamimatsuse A, Kamei N, Ogura K, Sueda T. Wnt signaling and telomerase activation of hepatoblastoma: correlation with chemosensitivity and surgical resectability. J Pediatr Surg. 2011;46(12):2221–7.
22. Tomlinson GE, Kappler R. Genetics and epigenetics of hepatoblastoma. Pediatr Blood Cancer. 2012;59(5):785–92.
23. Kunttas-Tatli E, Roberts DM, McCartney BM. Self-association of the APC tumor suppressor is required for the assembly, stability, and activity of the Wnt signaling destruction complex. Mol Biol Cell. 2014;25(21):3424–36.
24. Miyoshi Y, Ando H, Nagase H, Nishisho I, Horii A, Miki Y, et al. Germline mutations of the APC gene in 53 familial adenomatous polyposis patients. Proc Natl Acad Sci U S A. 1992;89(10):4452–6.
25. Wallis YL, Morton DG, McKeown CM, Macdonald F. Molecular analysis of the APC gene in 205 families: extended genotype-phenotype correlations in FAP and evidence for the role of APC amino acid changes in colorectal cancer predisposition. J Med Genet. 1999;36(1):14–20.
26. Davies DR, Armstrong JG, Thakker N, Horner K, Guy SP, Clancy T, et al. Severe Gardner syndrome in families with mutations restricted to a specific region of the APC gene. Am J Hum Genet. 1995;57(5):1151–8.
27. Scott RJ, Froggatt NJ, Trembath RC, Evans DG, Hodgson SV, Maher ER. Familial infiltrative fibromatosis (desmoid tumours) (MIM135290) caused by a recurrent 3′ APC gene mutation. Hum Mol Genet. 1996;5(12):1921–4.
28. van der Luijt RB, Meera Khan P, Vasen HF, Breukel C, Tops CM, Scott RJ, et al. Germline mutations in the 3′ part of APC exon 15 do not result in truncated proteins and are associated with attenuated adenomatous polyposis coli. Hum Genet. 1996;98(6):727–34.
29. Cetta F, Mazzarella L, Bon G, Zuckermann M, Casorelli A, Nounga H. Genetic alterations in hepatoblastoma and hepatocellular carcinoma associated with familial adenomatous polyposis. Med Pediatr Oncol. 2003;41(5):496–7.
30. Jung SE, Kim KH, Kim MY, Kim DY, Lee SC, Park KW, et al. Clinical characteristics and prognosis of patients with hepatoblastoma. World J Surg. 2001;25(2):126–30.
31. Fuchs J, Rydzynski J, Von Schweinitz D, Bode U, Hecker H, Weinel P, et al. Pretreatment prognostic factors and treatment results in children with hepatoblastoma: a report from the German Cooperative Pediatric Liver Tumor Study HB 94. Cancer. 2002;95(1):172–82.
32. Malogolowkin MH, Katzenstein H, Krailo MD, Chen Z, Bowman L, Reynolds M, et al. Intensified platinum therapy is an ineffective strategy for improving outcome in pediatric patients with advanced hepatoblastoma. J Clin Oncol. 2006;24(18):2879–84.
33. Maas SM, Vansenne F, Kadouch DJ, Ibrahim A, Bliek J, Hopman S, et al. Phenotype, cancer risk, and surveillance in Beckwith-Wiedemann syndrome depending on molecular genetic subgroups. Am J Med Genet A.

2016;170(9):2248–60.
34. Sasaki F, Matsunaga T, Iwafuchi M, Hayashi Y, Ohkawa H, Ohira M, et al. Outcome of hepatoblastoma treated with the JPLT-1 (Japanese Study Group for Pediatric Liver Tumor) Protocol-1: a report from the Japanese Study Group for Pediatric Liver Tumor. J Pediatr Surg. 2002;37(6):851–6.
35. Pham TA, Gallo AM, Concepcion W, Esquivel CO, Bonham CA. Effect of liver transplant on long-term disease-free survival in children with hepatoblastoma and hepatocellular cancer. JAMA Surg. 2015;150(12):1150–8.
36. Czauderna P, Haeberle B, Hiyama E, Rangaswami A, Krailo M, Maibach R, et al. The Children's Hepatic tumors International Collaboration (CHIC): Novel global rare tumor database yields new prognostic factors in hepatoblastoma and becomes a research model. Eur J Cancer. 2016;52:92–101.
37. Meyers RL, Maibach R, Hiyama E, Haberle B, Krailo M, Rangaswami A, et al. Risk-stratified staging in paediatric hepatoblastoma: a unified analysis from the Children's Hepatic tumors International Collaboration. Lancet Oncol. 2017;18(1):122–31.
38. Maibach R, Roebuck D, Brugieres L, Capra M, Brock P, Dall'Igna P, et al. Prognostic stratification for children with hepatoblastoma: the SIOPEL experience. Eur J Cancer. 2012;48(10):1543–9.
39. DeBaun MR, Tucker MA. Risk of cancer during the first four years of life in children from The Beckwith-Wiedemann Syndrome Registry. J Pediatr. 1998;132(3. Pt 1):398–400.
40. Teplick A, Kowalski M, Biegel JA, Nichols KE. Educational paper: screening in cancer predisposition syndromes: guidelines for the general pediatrician. Eur J Pediatr. 2011;170(3):285–94.
41. Kalish JM, Doros L, Helman LJ, Hennekam RC, Kuiper RP, Maas SM, et al. Surveillance recommendations for children with overgrowth syndromes and predisposition to Wilms tumors and hepatoblastoma. Clin Cancer Res. 2017;23(13):e115–e22.
42. Clericuzio CL, Chen E, McNeil DE, O'Connor T, Zackai EH, Medne L, et al. Serum alpha-fetoprotein screening for hepatoblastoma in children with Beckwith-Wiedemann syndrome or isolated hemihyperplasia. J Pediatr. 2003;143(2):270–2.
43. Septer S, Lawson CE, Anant S, Attard T. Familial adenomatous polyposis in pediatrics: natural history, emerging surveillance and management protocols, chemopreventive strategies, and areas of ongoing debate. Familial Cancer. 2016;15(3):477–85.

第 8 章

MYH 相关性息肉病：结直肠的临床表现、处理和监测

Coen L. Klos, Farhan Quader, Dayna Early, Paul E. Wise

临床表现

MYH 相关性息肉病（MAP）患者的表型涵盖广泛，最常见的 MAP 表现方式与衰减型家族性腺瘤性息肉病（AFAP）相似，通常在 30~40 岁时会出现数量 <100 个的大肠腺瘤。大约 30%的 MAP 患者症状表现为 >100 个大肠腺瘤，与典型的家族性腺瘤性息肉病（FAP）更相似[1]。少数患者会出现早发结肠癌（年龄 <50 岁），只有少数或没有息肉，类似林奇综合征。与 FAP 患者相比，MAP 患者在诊断时更容易出现结直肠癌（CRC）。约 80%的患者在 70 岁时会患大肠癌。最常见的部位是升结肠。息肉病或结直肠癌的家族史通常不显著。FAP 和林奇综合征的常染色体显性遗传模式相比，与 MAP 的常染色体隐性遗传模式一致。结肠外表现很少出现，与 FAP 相似，包括胃腺瘤、牙齿异常、真皮囊肿、先天性视网膜色素上皮肥大（CHRPE）和骨瘤。十二指肠息肉是最常见的结肠外表现，发病率高于 25%[2]。除了大肠癌或息肉病外，一些患者在双等位基因 MYH 突变或携带者状态的基因筛查结果为阳性前，可能没有症状表现。正如预期的那样，患者疾病表现会影响临床管理。大多数 MAP 患者在筛查时表现出无症状的浅表型息肉型，或伴有大肠癌和低恶息肉型。

遗传咨询

对于具有 FAP 或 AFAP 特征且家族史显示隐性遗传模式的患者，应考虑 MYH 突变分析[3]。然而阴性家族史并不能排除患 FAP 的可能性，这些患者更有可能发生 APC 突变，而

不是双等位基因 MYH 突变，尤其是息肉数量多的年轻患者。因此，在这种情况下，APC突变的基因筛选应与 MYH 突变分析一致[4]。此外，那些表现为年轻发病的大肠癌和错配修复(MMR)基因突变筛查阴性的患者应考虑进行 MYH 突变分析。最初的测试应该集中在确定最常见的、占西欧血统患者所有 MAP 病例的 85%的 2 个基因突变，即 Y165C 和 G382D 基因。如果这两种突变都没有被发现，APC 突变就应该被排除。如果目前对 MYH 突变的怀疑仍然很高，可以进行一级测序以排除不太常见的突变[5]。具有双等位基因失活突变的患者终生有 80%的大肠癌患病风险，那些有双等位基因突变的兄弟姐妹也有 25%的风险携带双等位基因突变，因此，建议对这些个体进行遗传咨询和测试。那些有双等位基因突变的伴侣可能会被筛选以确定携带者的状态，因为这会显著增加他们的孩子发生双等位基因突变的风险。根据患者的经济状况和保险状况，我们通常会推荐患有 10 个或更多腺瘤的患者进行基因评估(尽管更多的保险公司要求 20 个或更多的息肉才能进行检测)，或者如果没有现成的遗传咨询服务，我们可以考虑派专家组进行自我测试。

内镜检查和监测

尽管结直肠切除术被认为是伴随大量息肉、结直肠高度不典型增生或结直肠癌的 MAP 患者的主要治疗方法，但结肠镜检查及息肉切除可能是拒绝手术或不适合手术的患者的一种选择。MAP 的内镜处理与 FAP 相似，然而不同的是，针对 MAP 的治疗，可用于决策的数据有限。结肠镜下息肉切除术是 MAP 患者内镜治疗的主要手段，这些患者也有患十二指肠腺瘤的风险，除了结肠镜检查外，还应行上消化道的内镜检查。MAP 患者开始进行结肠镜检查的理想年龄尚不清楚。对于双等位基因突变的患者，我们建议在 25 岁或比家族中第 1 例结直肠癌患病者早 10 年（以较早者为准）开始筛查。那些有单等位基因 MYH 突变的人群患结直肠癌的风险可能稍有增加，但目前在内镜检查或监测频率上还没有达成共识。我们建议在该家族最早的结直肠癌患者诊断之前 10 年进行结肠镜检查，如果没有发现息肉，则每隔 5 年复查[6]。

MAP 患者的结肠息肉数量为二十到几百个，平均 50 个。息肉大小不一，可以是腺瘤性、增生性或无柄锯齿状息肉[6]。然而如上所述，存在表现为大肠癌而无息肉的 MAP 病例[7]。在一项研究中，18%的 MAP 患者符合锯齿状息肉病综合征的标准(在乙状结肠附近至少有 5 个锯齿状或增生性息肉（HP），其中 2 个 >10mm；或整个结肠超过 20 个锯齿状息肉或 HP)[8]。右半结肠可见许多无柄锯齿状腺瘤和增生性息肉，可能仅仅表现出细微的局部改变。因此，为了能详尽地排查右半结肠的息肉生长情况，在结肠镜检查前，为右半结肠做充分的肠道准备是非常重要的。

内镜下 MAP 治疗的有效性尚不清楚。近来一项研究报道，拒绝结肠切除的 FAP 患者在定期接受内镜下息肉切除术的情况，共有 90 例患者入选，在 5 年的研究期间，结肠镜检查人数和切除的息肉中位数分别为 8 例和 475 枚（四分位间距为 211 ~ 945 个）[9]。本研究中，在基本结肠镜检查时，采用热套式息肉切除术或内镜下黏膜切除术（EMR）切除 >2mm 的息肉，而在随后的结肠镜检查中切除较小的息肉。这些结果表明，如果结肠息肉问题可以通过内镜进行处理，MAP 患者则可以考虑在内镜下行结肠息肉的相关治疗。目前，对于息肉切除术的技术仍未达成一致，不同的技术手段因息肉大小和表现差异有不同的应用。我们建议使用大型冷活检钳息肉切除术切除小于 6 mm 的息肉，使用冷或热圈套处理 6~10 mm 的息肉（图 8.1）。热圈套息肉切除术是≥1 cm 息肉的首选方法，而内镜黏膜切除术（EMR）用于≥2 cm 的息肉[10]。我们建议所有大于等于 1 厘米的息肉，以及无论是白光还是窄带成像（NBI）下提示为腺瘤或无柄锯齿状息肉（见下文）全部要切除。针对直肠乙状结肠内的微小息肉，若表面形态提示为增生性息肉，同时应取样检查，但在这种情况下，不一定要切除所有息肉。切除时为无柄或破碎状的大息肉（>2cm）的应在切除后 3~6 个月内行结肠镜检查和随访，以确定是否有残留的息肉组织，如有应切除。应密切监视接受息肉切除术的 MAP 患者。如果一个巨大的无蒂息肉或伴有高度不典型增生的息肉被证实完全切除，应在 1 年内进行肠镜监测。对于低风险息肉（<1cm，无高度发育不良，低息肉负担）或无息肉的患者，可在 1~2 年内进行监测。

内镜管理 MAP 旨在切除所有癌前病变并密切监视，尤其是针对高危病变患者。这可以通过在结肠镜检查前净肠、仔细检查结肠黏膜（尤其是右半结肠）及完全切除所有癌前息肉来实现。虽然息肉检测最常使用高清晰度白光内镜，但一项研究建议使用 0.2%的靛蓝胭脂红溶液的染色内镜，可最大限度地检测腺瘤[11]。在这项研究中，有一些证据表明，NBI 在鉴别高风险病变方面优于标准白光内镜检查，尽管其他研究并未显示 NBI 在腺瘤检测方面优于高清晰度白光结肠镜[12]。但另一项使用染色内镜监测 MYH 突变的十二指肠息肉的研究发现，使用染色内镜使腺瘤检出率高出 3 倍[13]。虽然这项研究是针对十二指肠肿瘤的检查，但这项数据表明，利用染色结肠内镜在监测结肠息肉方面有一定的优势。我们建议在 MAP 和多发性息肉（>20 个）患者的结肠镜检查中考虑 NBI。

结直肠的外科治疗

MAP 患者的最佳手术方式是本章需要讨论的话题。这主要是由于该病的表现较为复杂。虽然在大多数外科医生看来，MYH 突变的发现可以引导外科治疗方向，但 MAP 却依旧难以识别[14,15]。一旦双等位基因 MYH 突变被证实，那些患有多发性息肉的患者就应该接

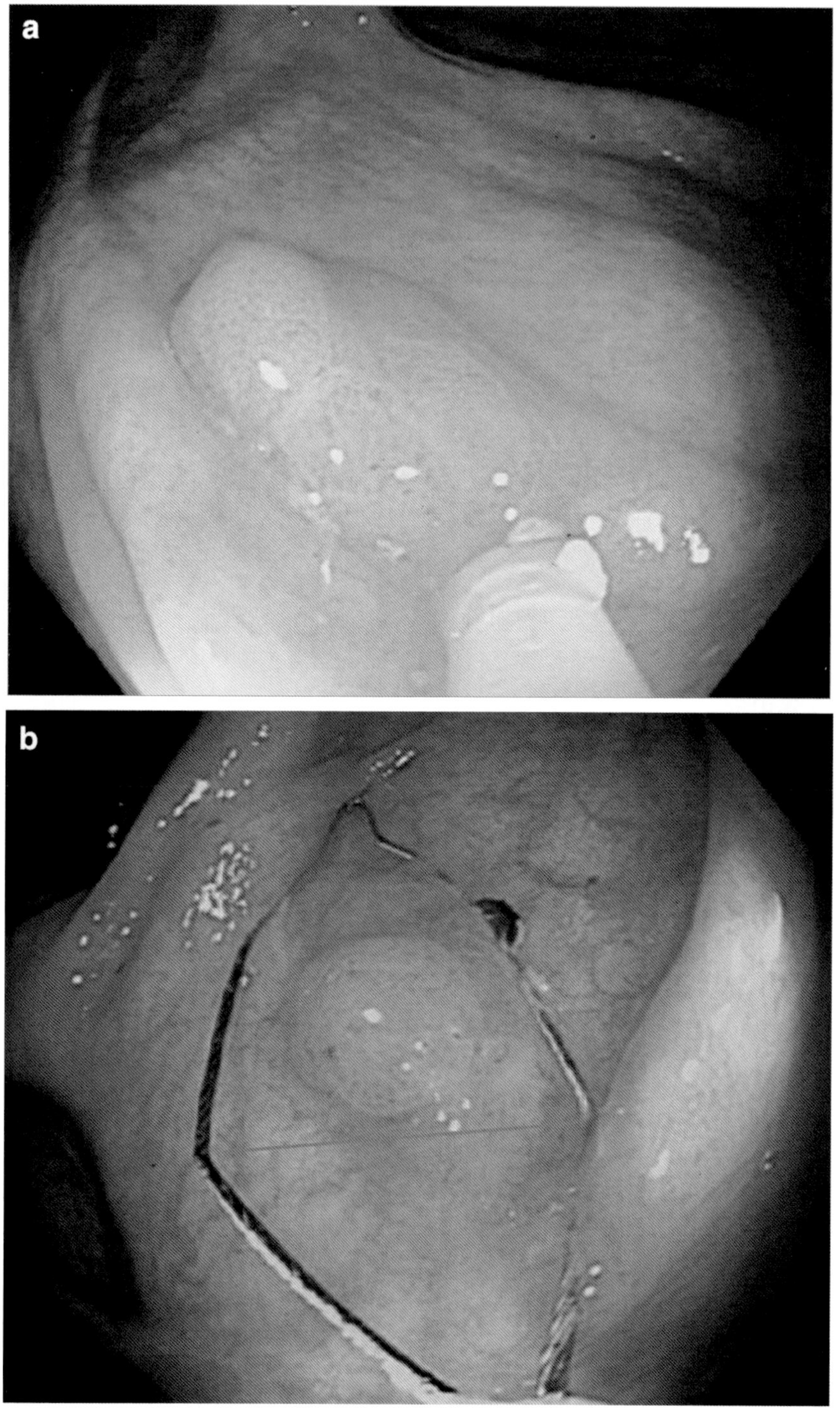

图 8.1　(a)右结肠无柄锯齿状腺瘤，尖端有圈套；(b)右结肠无柄锯齿状腺瘤周围的冷圈套(9mm，蓝色箭头)。(微信扫描本书最后一页二维码获取高清彩图)

受经常性内镜检查和息肉切除术，直至息肉众多而内镜无法治疗、出现高度不典型增生(在某些情况下)或结直肠癌[16]。如果直肠息肉增生风险较低，并且需要手术治疗，这些患者应接受全腹结肠切除术和回肠直肠吻合术(TAC、IRA)。这些患者术后仍需经常进行肠镜检查。我们建议最初每年进行一次监测，如果患者在 3~5 年没有出现任何直肠息肉，则考虑过渡到每半年 1 次。如果疾病分期允许治疗，特别是有多个伴发结肠息肉的患者，应行 TAC、IRA 治疗。然而如果 MAP 患者的息肉表型有限，肠功能控制障碍或其他合并症增加了扩大切除的不良影响，他们的年龄排除了异时性癌症的可能性，我们将考虑对 MAP 患者行节段性结肠切除术。如果他们通过知情同意清楚地理解了后续风险，那么可以考虑对 MAP 患者行节段性结肠切除术，并持续监测。

对于合并 MAP 的直肠癌患者，假设直肠环上端足够高，可以行切除和吻合术，或者当表型与经典 FAP 相似时，应考虑行恢复性直肠切除术(RPC，全结直肠切除术、回肠贮袋肛管吻合术)[17]，但是对于那些有尿失禁、肥胖和(或)有明显的合并症的患者，可能需要行全结肠切除术和回肠末端造口术。在后一种情况下，尤其是结肠表型较轻的情况下，直肠癌可能需要行节段切除术(低位前切除加结肠末端造口术或腹会阴切除术)。与 MAP 和结肠癌相似，如果直肠癌表现为轻度结肠息肉表型，一些患者可能会选择低位前切除吻合术的节段切除术。当然，任何直肠癌 MAP 患者术前分期后是否需要新辅助化学治疗需要在手术干预前确定。如果需要新辅助治疗，且患者预期进行术中肠管吻合，则术后行放射治疗和 RPC，随后的回肠储袋功能通常非常差，因此我们不赞成行 RPC，除非在极端情况下，患者非常积极，了解风险且签署知情同意书。对于那些涉及括约肌可能无法保肛的直肠癌，尤其是那些没有明显结肠表型的直肠癌，腹会阴切除术和结肠末端造口术是合理的选择。

在没有大肠癌的 MAP 中，预防性结肠切除术并不是仅仅基于基因筛查发现的双等位基因突变。具有这种基因型且无息肉病的患者应行如上所述的内镜监测，并且仅当出现不适合内镜治疗的结直肠癌或其他息肉病时才需要外科手术。那些单等位基因突变的患者患大肠癌的风险稍高，需要更频繁的内镜检查(每 3~5 年检查 1 次)。当结直肠癌确实发生在这一人群中时，最佳的手术治疗应该根据具体情况来决定。如果没有息肉病，通常节段性结肠切除术或直肠切除术就可以了。

总结

MYH 相关性息肉病是一种罕见的常染色体隐性疾病，常在晚年被诊断，其表型相对较弱，通常可以在内镜下得到有效控制。表 8.1 总结了单等位基因和双等位基因 MYH 突变患者的风险和治疗建议。上消化道和下消化道的内镜监测基于表型，但通常始于 20 多岁。

MAP的手术治疗取决于表型，可以包括肿瘤的节段性切除，到更大范围的CRC或息肉病的切除，但不能通过内镜进行治疗。预防性结肠切除术很少应用于MAP的治疗。

表8.1 关于MYH突变的特征：单等位基因与双等位基因

	单等位基因	双等位基因
息肉数量	无	15~100+
结直肠癌的终身风险	稍增	约80%
后代的风险		
无突变的伴侣	50%的儿童是携带者	100%的儿童是携带者
具有单等位基因突变的伴侣	25%的儿童是双等位基因[a]	50%的儿童是双等位基因
内镜筛查	最年轻的家族成员患结直肠癌前10年，间隔5年	从25岁开始筛查（或在最年轻的患结肠癌的家族成员的年龄基础上减10岁时开始），根据息肉数量情况，每隔1~2年筛查一次
手术治疗	如果患癌，限制性或节段性切除	TAC、IRA[b]、恢复性直肠切除术或节段性切除术，取决于息肉负荷和息肉（癌）的位置

注：[a]或者，这是双等位基因突变的兄弟姐妹和未受影响的父母发生双等位基因突变的风险；

[b]全腹结肠切除回直肠吻合术。

（王桂华　高卫峰　栗少飞　译）

参考文献

1. Bouguen G, Manfredi S, Blayau M, et al. Colorectal adenomatous polyposis associated with MYH mutations: genotype and phenotype characteristics. Dis Colon Rectum. 2007;50(10):1612–7.
2. Sereno M, Merino M, Lo'pez-Go'mez M, et al. MYH polyposis syndrome: clinical findings, genetics issues and management. Clin Transl Oncol. 2014;16:675–9.
3. Lefevre JH, Parc Y, Svrcek M, et al. APC, MYH, and the correlation genotype-phenotype in colorectal polyposis. Ann Surg Oncol. 2009;16:871–7.
4. Grover S, Kastrinos F, Steyerber E, et al. Prevalence and phenotypes of APC and MUTYH mutations in patients with multiple colorectal adenomas. JAMA. 2012;308(5):485–92.
5. Goodenberger M, Lindor N. Lynch syndrome and MYH-associated polyposis: review and testing strategy. J Clin Gastroenterol. 2011;45:488–500.
6. Syngal S, et al. ACG clinical guideline: genetic testing and management of hereditary gastrointestinal cancer syndromes. Am J Gastroenterol. 2015;110(2):223–62. https://doi.org/10.1038/ajg.2014.435.

7. Kantor M, Sobrado J, Patel S, Eiseler S, Ochner C. Hereditary colorectal tumors: a literature review on MUTYH-associated polyposis. Gastroenterol Res Pract. 2017;2017:8693182, 1–4.
8. Boparai KS, Dekker E, Van Eeden S, et al. Hyperplastic polyps and sessile serrated adenomas as a phenotypic expression of MYH-associated polyposis. Gastroenterology. 2008;135(6):2014–8.
9. Ishikawa H, et al. Endoscopic management of familial adenomatous polyposis in patients refusing colectomy. Endoscopy. 2015;48(01):51–5. https://doi.org/10.1055/s-0034-1392774.
10. Fyock CJ, Draganov PV. Colonoscopic polypectomy and associated techniques. World J Gastroenterol. 2010;16(29):3630–7. https://doi.org/10.3748/wjg.v16.i29.3630.
11. Matsumoto T, et al. Chromoendoscopy, narrow-band imaging colonoscopy, and autofluorescence colonoscopy for detection of diminutive colorectal neoplasia in familial adenomatous polyposis. Dis Colon Rectum. 2009;52(6):1160–5. https://doi.org/10.1007/dcr.0b013e31819ef6fe.
12. Rastogi A, Early DS, Gupta N, Bansal A, Singh V, Ansstas M, Jonnalagadda SS, Hovis CE, Gaddam S, Wani SB, Edmundowicz SA, Sharma P. Randomized, controlled trial of standard-definition white-light, high-definition white-light, and narrow-band imaging colonoscopy for the detection of colon polyps and prediction of polyp histology. Gastrointest Endosc. 2011;74(3):593–602. https://doi.org/10.1016/j.gie.2011.04.050. Epub 2011 Jul 29.
13. Hurley JJ, et al. The impact of chromoendoscopy for surveillance of the duodenum in patients with MUTYH-associated polyposis and familial adenomatous polyposis. Gastrointest Endosc. 2018;24. https://doi.org/10.1016/j.gie.2018.04.2347.
14. Warrier SK, Kalady MF, Kiran RP, Church JM. Results from an American Society of Colon and Rectal Surgeons survey on the management of young-onset colorectal cancer. Tech Coloproctol. 2014;18:265–72.
15. Warrier SK, Yeung JM, Lynch AC, et al. Managing young colorectal cancer: a UK and Irish perspective. World J Surg. 2014;38:1827–33.
16. Kastrinos F, Syngal S. Inherited colorectal cancer syndromes. Cancer J. 2011;17:405–15.
17. Leite JS, Isidro G, Martins M, et al. Is prophylactic colectomy indicated in patients with MYH-associated polyposis? Color Dis. 2005;7:327–31.

第 9 章

林奇综合征：结肠癌管理及手术选择

William C. Cirocco, Heather Hampel

引言

在全部结直肠癌(CRC)病例中,5%~10%为遗传性 CRC(包括非息肉病和息肉病综合征),具有高危遗传倾向综合征与 CRC 终身高风险,诊断 CRC 时年龄较小,与同时性或异时性转移癌有关。许多综合征有肠道外症状增加的风险。林奇综合征(LS,以前称为遗传性非息肉病性结直肠癌或 HNPCC)是这些疾病中最常见的一种,是由错配修复(MMR)基因中一个或多个致病突变引起的,在全部 CRC 患者中占 3%~6%,占 50 岁前确诊 CRC 患者的 10%~19%。LS 是常染色体显性遗传病,具有 70%~80%的外显率和 80%的致 CRC 风险。CRC 发生时,具有早发、以右半结肠为主(60%发生于结肠脾曲近端),以及同时性或异时性并发伴子宫内膜、卵巢、胃、肾盂、输尿管、其他器官等结肠外肿瘤为典型特征。LS 的确诊在治疗上有几个重要意义。例如,结直肠癌的筛查是一项严格的终生检查,从 20~25 岁开始,需要每 1~2 年筛查。此外,LS 患者发生异时性癌症的风险增加,该风险有可能通过在最初诊断为 CRC 时进行更广泛的结直肠切除来降低,甚至可以考虑进行预防性结肠切除。对于已生育或不希望保留生育能力的 LS 女性患者,建议行生殖器官预防性切除以降低风险。对于胃癌尿路上皮癌、胰腺癌、皮肤癌或脑瘤的监测应视具体情况而定,取决于家族史、种族、相关特定基因等多种因素。

风险

结直肠癌的患病风险

LS 的前驱病变似乎是散发性结直肠腺瘤,这种病变在个别情况下表现为扁平状,而非隆起或息肉状[1]。相较于衰减型息肉病综合征(如 FAP),LS 患者在 50 岁时的结直肠腺瘤的发病率更低,但其腺瘤通常表现出更高的患癌风险和对应的组织改变,包括绒毛组织学和高度不典型增生[2,3]。LS 患者的腺瘤进展为癌的进程更快[4,5],这些患者发生癌变的时间大约为 35 个月,而散发性 CRC 患者癌变的时间为 10~15 年[2]。癌变时间的缩短很可能与 MMR 基因的功能障碍有关,从而产生多个基因中频繁的 DNA 错配,进而导致功能异常。组织病理学通常表现为低分化,可能包括丰富的细胞外黏蛋白、印戒细胞和肿瘤浸润性淋巴细胞,并可通过淋巴细胞对肿瘤的反应来区分[克罗恩样和(或)瘤周淋巴细胞][6]。

在 MLH1 和 MSH2 携带者中,CRC 的终生患病风险为 40%~80%,但这一风险在 PMS2 携带者中仅为 15%~20%,在 MSH6 携带者中仅为 10%~22%(表 9.1)[7-13]。在美国,LS 相关的 CRC 的平均诊断年龄为 44~61 岁,显著低于 72 岁这一平均发病年龄。

表 9.1　林奇综合征的患病风险一直持续到 70 岁

肿瘤类型	MLH1 和 MSH2	MSH6	PMS2	普通人
结直肠癌	40%~80%	10%~22%	15%~20%	4.2%
子宫内膜癌	25%~60%	16%~26%	15%	2.9%
胃癌	1%~13%	≤3%	<6%	<1%
卵巢癌	4%~24%	1–11%	<6%	1.5%

References[7–13].

预防性手术

结肠和直肠

理论上,对 LS 患者行预防性结直肠切除术可能对 CRC 具有预防作用,但这一做法很少得到实施,有关该实践的公开报道仅讨论了 MMR 基因突变携带者的选择[14,15]。既往发表的基于CRC监测中的患癌风险和病理分期利用决策分析进行的研究表明，在年轻患者中行预防性手术，其预期寿命会略有延长[16,17]。

然而预防性手术具有多种潜在的不利因素，包括死亡率、高发病率及术后生活质量（QOL）的潜在丧失。LS患者的CRC终身患病风险在70%以内，因此，30%以上的患者即使永远不会发展为CRC亦接受了预防性结肠切除术。另一个因素是死于与LS相关的癌症，而不是CRC，结肠切除术除了可能降低生活质量外，对其他腹腔内器官癌症没有影响。最重要的缓解因素，可能是符合监测计划的LS患者通过息肉切除术预防并降低CRC的患病风险。因此，荷兰遗传病检测基金会“不鼓励在LS患者中行预防性结肠切除术”[18]。但对于无法进行监测的突变携带者或不符合监测要求或CRC缺陷性表达（如重度不典型增生）的患者，可以考虑行预防性手术[18]。Creighton团队介绍了他们在预防性结肠切除术方面的部分经验，发现手术患者在研究期间没有罹患CRC[19]。而Baucom和Wise不建议在发现LS典型的MMR基因突变而未患复发性CRC的情况下，行预防性全结肠切除术或完全TAC。但他们也列举了应考虑对LS患者实施预防性结肠切除术的特殊情况：①结肠镜难以探及的结肠癌患者；②不能或不愿意接受筛查的患者；③因恐惧癌变而产生严重的心理困扰的患者；④早发或CRC表型严重外显的家庭成员；⑤因子宫内膜癌而计划行子宫切除术的女性患者[20]。Heneghan团队对CRC管理进行了系统回顾和荟萃分析，“由于预防性结肠切除术不会导致生存期的改善，也无法消除发生异时性癌症的风险……它不能作为真正的预防性手术”，并指出“真正的预防性手术性结直肠切除术联合回肠－直肠切合术。然而这种术式会带来很多并发症和不良功能结局，目前尚无证据支持实施这种方法。除非患者的强烈意愿。在这种情况下，消除结直肠癌患病风险的真正预防措施将是全结直肠切除术”[21]。从理论上讲，去除全部结直肠可以消除CRC潜在患病的可能，因为这是100%有效的预防性手术，但要付出多少代价呢？Scaife和Rodriguez-Bigas认为，在以预防为目的的前提下不应该行联合回肠肛管吻合术（IPAA）的恢复性结直肠切除术，因为该手术的潜在并发症发生率超过了潜在获益[22]。由于缺乏相关的公开临床数据，故不支持回肠肛管吻合术（IPAA）作为LS患者的早期预防性手术。

其他器官

其他与LS有关的腹部器官，唯一可以考虑行预防性切除的器官是女性的生殖器官，即子宫和卵巢。在一项病例研究中，接受了预防性全腹式子宫切除术和双侧输卵管卵巢切除术（TAHBSO）的LS女性，有效地消除了子宫内膜癌和卵巢癌的患病风险[23]。经成本－效益模型分析发现，对40岁以上女性进行每年一次的妇科筛查（CA125、经阴道超声和子宫内膜活检）和预防性TAHBSO是最经济有效的方法[24]。对于已完成生育或不想保留生育功能的 LS 女性，年龄、筛查的可行性和依从性是重要的考虑因素。已完成生育或不希望保留生育功能的行结直肠癌切除的 CRC 患病女性，应考虑在行结直肠癌切除术时或术后预防性行 TAHBSO。另一个关键因素是相关的 MMR 基因突变。尽管目前缺乏数据支持实施预防性 TAHBSO，但 MSH6 突变因与子宫内膜癌密切相关而增强了实行预防性 TAHBSO 的论点。罹患子宫内膜癌的 LS 患者具有以下突变：71%MSH6、54%MLH1（MLH2）和 15% PMS2[25,26]。年度经阴道超声检查(U/S)联合子宫内膜活检在普通人群筛查中的敏感性和特异性均有限，并已被证明在癌症监测方面无效[27]。此外，缺乏证据证明行 TVUS 和监测 CA125 水平可用于卵巢癌筛查[28]。可能仅在某一病例，如一次腹部手术中或分娩后实施手术时可提供支持预防性结肠切除术的个案证据(为 LS 患病女性行结直肠癌疗法及共识证据和成本－效益的文献报道)[28]。

由于较高的卵巢癌发病风险，BSD 与子宫切除术同时进行一项多机构的对 LS 相关性卵巢癌的研究，入组的 80 例女性患者中，21.5%的患者同时患子宫内膜癌，这也与缺乏有效的卵巢癌监测有关[29]。

在学术上追求恰当的试验和获取信息以提供对预防性手术干预的支持或反对意见时，往往忽略了女性的意原和偏好，她们不得不承担情感上的成本和焦虑，而这大多数由未经证实的筛查方法和预防性切除引起。

难以内镜治疗的息肉的治疗策略

无明显 LS 家族史的患者可能最初表现为通过结肠镜检发现的晚期息肉和(或)多发性息肉，这些息肉的大小和深度致使无法安全地通过内镜被切除。在讨论进一步治疗方案(如结肠切除术)时，应将息肉组织送检以行 LS 基因筛查。组织病理学(如绒毛状结构)也对 LS 有提示作用。在这种情况下，或者结肠不同区域存在多个大息肉，实施扩大性结肠切除术将起到主要治疗作用而不仅仅是预防作用。

基于女性患者年龄、意愿和生育功能情况，联合应用预防性 TAHBSO 也在考虑范围内。建议术前转诊妇科肿瘤医生，以讨论预防性 TAHBSO 相较于监测的潜在风险与获益。

原发性 CRC 的管理

由于术前缺乏对类综合征的认识，绝大多数 LS 患者的原发性 CRC 是通过节段性结肠切除术进行处理的。临床医生可能会在患者家族病史中发现明显的特征，显示可能患

LS,例如结直肠癌或结肠外肿瘤。但在一些临床患者中,如被收养的患者,家族病史的诊断可能是残缺、错误或未知的。此外,少数LS患者无阳性家族史,而LS的诊断仅能通过对结直肠标本进行基因检测才能成立。其他可能提示包括患者的多发或并发结直肠肿瘤史,早发CRC,同时性或异时性结直肠外肿瘤(如子宫内膜癌)。目前,许多机构通常对活检组织或切除的肿瘤标本进行基因由筛查,以鉴定疑似的LS患者,进行额外的下一步研究(图9.1)。筛查方式主要是应用MSI检测或IHC筛选4种MMR蛋白。研究发现,伴有MMR缺陷的肿瘤患者更可能合并LS,可以转诊接受遗传咨询和种系遗传测试以确诊。对活检标本进行检测具有以下优势:术前确诊LS以期将节段性结肠切除术转变为扩大性结肠切除术。对节段性结肠切除术后标本进行基因检测,可在那些被怀疑患有LS的患者中找寻存在的证据。鉴定MMR基因也可能在决定是否行二次手术干预。致病基因为MSH6的LS患病女性罹患子宫内膜癌的风险最高(71%),其次是MLH1/MLH2(54%)和PMS2(15%)[25,26]。此外,针对其他潜在结肠外肿瘤的筛选策略也将发挥作用。

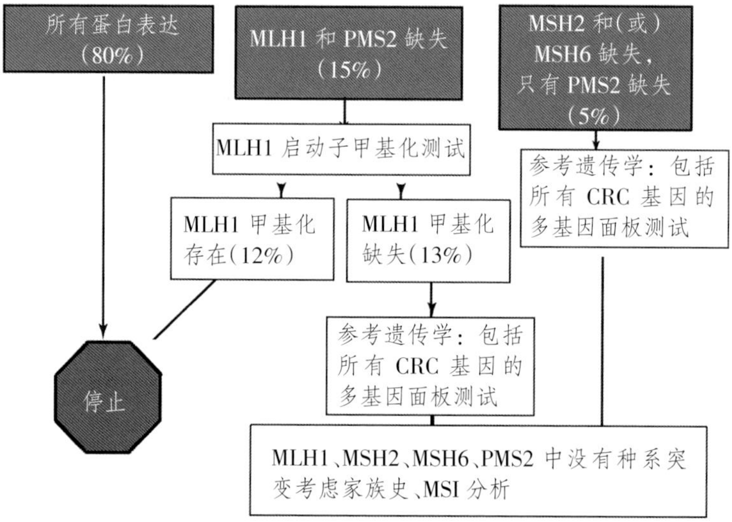

图9.1 林奇综合征患者的通用肿瘤筛查算法。

原发性CRC的手术选择:节段性结肠切除术与扩大性结肠切除术(全结肠切除术或次全结肠切除术)

我们可以从目前已发表的关于节段性结肠切除术和扩大性结肠切除术的选择的研究中推断,原发性CRC患者并发LS的频率(表9.2)。在对比节段性结肠切除术和扩大性结肠切除术后异时性 CRC 发病率的研究中发现，进行节段性结肠切除术的（异时性 CRC）患者总数（1195 例）约为扩大性结肠切除术患者总数（446 例）的 3 倍。因此，73%的 LS 患者在发现第一个（原发性）结直肠癌时，都进行了节段性结肠切除术（右、左、横结肠或直肠切除术）。这些数据通常采自于三级医疗机构，它们不仅可以在这些 LS 患者中建立遗传联系，也可与付诸行动的外科专家合作。LS 患者的扩大性结肠切除术的实际应用率尚不清楚，可能远低于已有研究表明的 27.2%（446/1641）。扩大性结肠切除术是一项综合手术，包括全结肠切除术联合回肠直肠（IRA）吻合术、结肠次全切除术联合回肠乙状结肠吻合术，或回肠与左半结肠吻合的其他结肠全切除术。TAC 意味着整个腹腔结肠均已切除，保留直肠完整以进行吻合。结肠次全切除术意味着切除结肠范围少于整个腹腔结肠，通常保留直肠

表 9.2　节断性与扩大性结肠癌切除术后异时性 CRC 的发生率

			CRC 异时转移率			
研究（第一作者）	国家	年度	全部 / 节段 / 扩大结肠切除术患者数	节段结肠切除术复发 / 总数 =%	扩大结肠切除术复发 / 总数 =%	统计学意义
Mecklin [30]	芬兰	1993	54/37/17	8/37=22%	2/17=12%	n.s.
Rodriguez-Bigas [31]	美国	1997	71/ – /71	–	8/71=11%	N/A
de Vos tot Nederveen Cappel [10]	荷兰	2002	139/110/29	13/110=12%	1/29=3%	–
Van Dalen [32]	美国	2003	93/70/23	16/70=23%	0/23=0%	–
Natarajan [19]	美国	2010	83/54/29	23/54=43%	4/29=14%	$P < 0.006$
Kalady [33]	美国	2010	264/221/38	55/221=25%	3/38=8%	P=0.02
Parry [34]	澳大利亚/新西兰/美国/加拿大	2011	382/332/50	74/332=22%	0/50=0%	$P < 0.001$
Stupart [35]	南非	2011	60/39/21	8/39=21%	2/21=10%	P=0.46
Cirillo [36]	意大利	2013	47/36/11	11/36=31%	2/11=18%	n.s.
Aronson [37]	加拿大	2015	105/76/29	22/76=29%	3/29=10%	P=0.036
Renkonen-Sinisalo [38]	芬兰	2017	242/144/98	36/144=25%	5/98=5%	P=0.001
Kim [39]	韩国	2017	106/76/30	13/76=17%	0/30=0%	–
总计			1641/1195/446	279/1195=23%	30/446=7%	

乙状结肠及远端乙状结肠。Mecklinhe Jarcinen 使用结肠次全切除术这个术语来描述剩余结直肠长度 <35cm 的手术术式[30]。左半结肠横切位的准确位置可依据患者潜在的功能障碍（如潜在的大便失禁、大便频繁或急迫）及病理来确定。在单个系列的比较中，以及在这些病例系列的累积结果中，都显示了更多的扩大结肠切除术相对于异时性 CRC 的益处。结肠节段性切除术后 24%的异时性 CRC 概率是扩大结肠切除术后 7%的异时性癌症概率的 3～4 倍。该数据与 2014 年由 Heneghan 报道的关于节段性对比扩大性结肠切除术治疗 LS 的效果的系统综述和荟萃分析的结论非常相似[21]，该研究显示，节段性结肠切除术后异时性 CRC 的发病率为 23.5%，而当时全结肠切除术后数据较少，只有 1950 年至 2013 年 7 月间发表的 6 篇研究有回顾价值，因此没有足够的证据推荐对这些患者行全结肠切除术。作者认为，手术的选择应由外科医生自行决定，且此类决定受专家意见和机构的影响较大。最近另一项类似的系统综述和荟萃分析发现，进行节段性结肠切除术的 LS 患者发生异时性 CRC 的可能性较之前高出 4 倍以上[40]。扩大性结肠切除术在 LS 患者的结肠切除术或应用中占少数（每 4 个的实际手术中仅有 1 个），已经阻碍了在患者人群建立一定数量的队列来研究扩大性结肠切除术的优点。尽管存在统计学困难，但目前已有足够的数据（表 9.2）支持 LS 患者选择扩大性结肠切除术（TAC 或次全结肠切除术）作为首选手术方案，而非节段性结肠切除术。表 9.2 中的研究表明，应用扩大性结肠切除术的结肠癌患者相较于节段性结肠切除术患者，发生异时性 CRC 的概率显著降低。在有统计学意义的 8 项研究中，有 3 项未能显示出在节段性和扩大性结肠切除术两组[30,35,36]之间发生异时性 CRC 的风险的患者差异。但应注意的是，这 3 项研究的患者数量均有限（≤65 位患者）。其余 5 项研究具有代表性，均代表了更多的患者人群，研究均显示了节段性和扩大性结肠切除术在 2 组间异时性 CRC 发生中的统计学意义[19,33,34,37,38]。

Parry 及其同事发现，异时性 CRC 的风险在第 10 年时约为 10%，随着时间的推移会增加，在 40 年时高达 60%。他们称每切除 10cm 结肠平均可降低 31%的异时性 CRC 的患病风险[34]。但切除结肠的数量必须与预期肠功能和患者生活质量相关联，并应根据患者情况进行个体化设计。Heneghan 及其同事总结，扩大性结肠切除术在减少其他相关结果（如肠功能和术后生活质量）的同时，并不能改善生存率，亦不能完全消除异时性 CRC 的患病风险[21]。来自梅奥诊所和荷兰遗传性肿瘤检测基金会的调查认为，与节段性结肠切除术相比，扩大性结肠切除术（次全切除术或 TAC 合并 IRA）可导致排便次数增加，从而产生较差的功能结果和生活质量的降低[41,42]。但是，这两项研究完全相反。梅奥诊所的研究得出扩大性结肠切除术的患者的生活质量降低与肠功能研究结果受损直接相关[41]。荷兰遗传性肿瘤检测基金会的研究也证明了扩大性结肠切除术术后肠功能特异性生活质量恶化的情况。然而他们得出的结论是："尽管扩大性结肠切除术的功能结局比节段性结肠切除术的要差，但两种类型的 LS 患者术后的一般生活质量并没有差异。应告知患者功能结局可能存在的差异”[42]。他们继续推测，LS 患者在扩大性结肠切除术和节段性结肠切除术之间的一般生活质量没有区别，因为在扩大性结肠切除术后，LS 患者减少了对异时性 CRC 的焦虑感，并且减少了二次手术率。此外，扩大性结肠切除术后的内镜监测仅需要乙状结肠镜检查，而不是节段性结肠切除术后的结肠镜检查。与 TAC 和 IRA 相比，保留乙状结肠可改善肠功能，其对内镜监测的影响可忽略不计，同时可显著降低异时性 CRC 的患病风险[42]。一项年龄配对的队列研究对比了接受 IAC 的 TAC 患者和接受节段性结肠切除术患者的长期功能和生活质量结果，该队列研究应用 SF-36 QOL，每 4、12、24 个月进行 1 次进行前瞻性观察[43]。尽管 TAC 加 IRA 组的中位排便次数从节段性结肠切除术组的 2 次增加到 4 次，但两组在大小便失禁方面、SF-36 量表和身心健康总量表之间没有显著差异，两组长期生活质量无差别，因此对 LS 患者应考虑行 TAC 联合 IRA[43]。接受结肠次全切除术的患者可能比接受 IRA 联合 TAC 的 LS 患者适应性更好，因为保留部分乙状结肠可提供更多的粪便储存能力，从而使患者的肠功能得到改善，并可改善粪便的典型预期增加次数，大约每天 4 次，仅略高于节段性结肠切除术后预期的每天 2 次[44]。

目前尚无前瞻性随机多中心的临床试验来解决 LS 患者扩大或节段性结肠切除术术后的生活质量问题[45]。在考虑 LS 患者的手术方案时，应彻底讨论手术方案的优缺点，包括预期的生活质量和功能结局[42]。

扩大性结肠次全切除术或 TAC 联合 TRA 增加排便频率，如果不考虑肿瘤存在的话，结肠横切的确切远端位置可能会因患者的年龄、排便频率和排便紧迫性、可控性水平等因素进行调整，以改善术后肠功能。芬兰的一个小组建议在常规基础上留出 10~20 cm 的乙状结肠吻合口，以提供“与全结肠切除术、回肠直肠吻合术相比可忍受的生活质量”[38]。毫无疑问，远离乙状结肠远端，对仅残留少量直肠的患者来说，发生异时性 CRC 的风险很小。关于节段性结肠切除术与扩大性（全切或次全切）结肠切除术的问题，该芬兰小组得出结论：“对于 LS 致病变异携带者，可建议行扩大性结肠切除术，以处理首发的结肠癌，避免重复腹部手术，减少肠腔残留，以便更容易进行肠道准备和掌握癌症术后监测的内镜检查的操作时间”[38]。

当然，接受节段性结肠切除术的 LS 患者进行重复腹部手术的潜在可能性也增加了二次手术相关并发症的发生率，包括疝气、粘连症。Stupart 及其同事发现，施行扩大性结肠切除术的患者相较节段性结肠切除术的 CRC 患者，生存率明显更优；然而两组的总生存率相似[35]。Natarajan 及其同事也没有发现扩大性结肠切除术的生存获益，尽管接受节段性结肠切除术（43%）和扩大性结肠切除术（14%）的患者的异时性 CRC 的发生率具有显著差异[19]。考虑许多其他优点，提高整体生存率并不是建议扩大性结肠切除术的关键。Parry 及其同事报道："在欧洲，基于一项决策分析研究[46]并记录了异时性肿瘤的高风险，目前的指南建议与患者（尤其是50岁以下患者）讨论广泛切除的手术选择[47]。因此，在计划非紧急情况下患结肠癌的MMR基因突变携带者的手术切除范围时，外科医生需要考虑患者的喜好、年龄、肠道和括约肌功能、监测的依从性和术后监测内镜检查的质量或其他方面"[34]。最终，为了最佳地降低肿瘤风险而切除的肠量必须与预期的肠功能和生活质量相结合，并且应针对患者进行个性化方案制定。

MMR基因突变对结直肠癌切除范围的影响

结直肠癌的患病风险因MMR基因突变的不同而有所不同。MLH1和MSH2的突变几乎占LS患者所有已识别突变的90%[21]。据报道，MMR基因突变携带者群体中，MLH1和MSH2及40岁以上患者的原发性CRC患者患病率显著偏高。其中，MLH1（MSH2）携带者的CRC患病风险最高，到70岁时可达30%~75%，相比之下，而MSH6和PMS2携带者的患病风险则小得多，到70岁时为10%~20%。

某些特定MMR突变的信息可能在商讨结直肠癌的最佳手术方式选择方面有重要价值，即选择与普通患病人群相比，MLH1和MSH2携带者多表现为右半结肠癌而鲜有乙状结肠节段性抑或是扩大性结直肠切除术；然而MSH2携带者患直肠癌的概率要高于MLH1携带者[48]。来自芬兰的一组研究人员报道了MLH1和MSH2携带者在初次接受结肠切除术后仍有一定风险并发异时性CRC；然而研究人员在41例发生异时性CRC[38]的患者中检测到MSH6突变。数据显示，MSH6携带者[49]患结直肠癌的风险较MLH1或MSH2携带者低1/3，且确诊平均年龄更大（54岁）[13,50,51]。

然而，MSH6携带者患除结直肠癌、子宫内膜癌的比例为50%，而这一数据在MLH1/MSH2携带者中仅为30%[50,51]。

患者所携带的MMR突变基因的信息，可能会对LS患者采取节段性结肠切除术还是扩大性结肠切除术起决定性作用。相较于MSH6或PMS2突变的患者，更推荐MLHI或MSH2突变的患者行扩大性结肠切除术。不过鉴于目前表9.2的摘要信息，所有LS患者都具有充分理由行扩大性结肠切除术，无论具体基因突变情况如何。

MMR基因突变对其他器官切除的影响

LS患者的其他器官切除主要指女性生殖器官的切除，因为与胃、胰腺、脑和泌尿系统相比，生殖器官是LS患者唯一可以在行结肠切除术时联合切除的腹腔内器官。毫无疑问，由于较高的子宫内膜癌患病风险，子宫已成为 LS 患者人群结肠外肿瘤好发的另一重要器官。

LS 患者女性罹患子宫内膜癌的终身累积风险为 21%~60%，并且因致病基因的不同而异。确诊年龄比散发性子宫内膜癌的年龄范围(48~62 岁)10 岁以上。

MSH6 突变的患病女性罹患子宫内膜癌的风险最高为 71%，MLH1 或 MSH2 突变的女性患病风险为54%，PMS2 突变的女性患风险最低为 15%[1,10,13]。与其他 MMR 基因突变相比，由 MSH6 突变引起的 LS 的特征还在于晚发的 CRC 和子宫内膜癌。在整合有关TAHBSO 时间而选择专家意见时，应牢记这一事实。具体而言，相较于育龄期的生命早期，在生命后期的 TAHBSO 对挽救生命的影响较小。

对此我们可以用确切的数据加以陈述。但这种陈述的临床意义尚不明确，并且不应解释为在一定年龄后就放弃了预防性 TAHBSO，尤其是在 MSH6 突变的女性中，因为她们在之后的岁月里仍处于患病的高风险阶段，仍应考虑行 TAHBSO。子宫内膜癌的患病年龄跨度使得 TAHBSO 治疗 CRC 结肠切除术联合治疗变得更易实施，并且事实证明TAHBSO 是这些女性中预防子宫内膜癌和卵巢癌的唯一有效方法，这些事实都为预防性行 TAHBSO 提供了有力依据。应根据患者的年龄和健康状况、生育计划及癌症家族史与患者讨论是否行 TAHBSO 及结肠切除术的联合治疗。实际上，已经完成分娩的，面临多器官终身患癌风险(包括卵巢和子宫)威胁的女性患者，在面临是否行 TAHBSO 的抉择时，通常会毫不犹豫地做出决定。

LS 女性患卵巢癌的终身累积风险远低于子宫内膜癌，为 0.3%~20%。伴随 BRCA 1 或 BRCA 2 突变的遗传性乳腺癌患者合并罹患卵巢癌的风险增加。鉴于尚无研究证明 LS 女性卵巢癌筛查的有效性，包括一项研究发现经阴道 U / S 和 CA-125 筛查对具有 BRCA 1 (BRCA 2)基因突变的女性无用[52]。国家综合癌症网络(NCCN)建议在生育后或对不想保留生育功能的女性行预防性 TAHBSO[1]。子宫内膜癌死亡率的减少很难被证实，因为 75%的 LS 女性患者处于 Ⅰ 期群体中，其 5 年生存率达到 88%[1]。大多数患卵巢癌的 LS 女性患者在绝经前被确诊，且预后大多数相对良好。

美国的一项研究表明，预防性 TAHBSO 可以减少或消除妇科恶性肿瘤的发生率[23]。该项纳入 315 名应用或未应用 TAHBSO 患病女性的回顾性分析，与非 TAHBSO 组中 33%的子宫内膜癌和 5.5%的卵巢癌患病率相比，行预防性 TAHBSO 组的患癌数为零。建议转诊给妇科肿瘤医生讨论行 TAHBSO 的潜在术后影响和预后期望。讨论内容包括更年期症状风险，以及如果非激素替代治疗情况下可能导致的骨质疏松症和心脏疾病[1,8]。

年龄对 CRC 切除范围的影响

尽管年龄并不是行扩大性结肠切除术的绝对禁忌证，但在老年 LS 患者的手术术式决策过程中，应该考虑年龄的影响，包括导致美国麻醉医师协会（ASA）级别增加所带来的更多的合并症[51]。目前，国家指南（如 NCCN 和 Mallorca 组的指南）建议不论患者年龄如何都应行全结肠切除术伴回肠直肠吻合术[1,8]。

高龄 LS 患者人群通常是指 60~65 岁以上的患者[1,46]。Church 认为[53]，基于以下原因，在这种较高年龄组中采用更为保守的方法是合理的：①该综合征是“不太严重的”；②预计发生异时性癌症的剩余生命周期减少；③已发表的决策分析表明，扩大性结肠切除术的获益会随着患者年龄的增长而降低[17]。使用马尔可夫模型可知，随着年龄的增长，节段性结肠切除术成为一种“更有利的策略”[54]，因为对于 60 岁以后的结直肠癌患者，扩大性结肠切除术与节段性结肠切除术患者的预期寿命没有“明显差异”[46]。在 60 岁以上的 CRC 确诊人群中，由于术后预期的生存获益很小[42,46,54]，因此行节段性结肠切除术是合理的。

对于高龄患者，相对较长的异时性结直肠癌间隔也支持节段性结肠切除术[38]。美国 CRC 多社会工作组的共识声明中，建议将 TAC 联合回肠直肠吻合术作为 LS 结肠癌患者的主要治疗方法，其中包括一项“强烈建议”，即“考虑对年龄超过 60~65 岁及潜在的括约肌功能障碍者”[1]行不广泛的手术治疗。尽管对于 LS 患者行扩大性切除术后生存质量的变化的认识可能存在相反的观点，但可以肯定的是，在对全结肠切除术后的息肉病患者功能结果的研究中，当应用排便频率为测重标准时，得恰好排便频率为较差，为每天 3~5 次。显然，高龄患者（或任何年龄的患者）排便频率和肛门括约肌功能不佳将导致灾难性后果，应予以避免。

年龄对其他器官切除的影响

与具有其他 MMR 基因突变的 LS 患者相比，由 MSH6 突变引起的 LS 的特征是晚发的 CRC 和子宫内膜癌[1]。Moller 及其同事发现，LS 患者中的遗传亚组在老年时有患不同癌症的风险，而且预后大不相同。与 MLH1 和 MSH2 携带者相比，“MSH6 携带者罹患早发癌症的风险较低，且除了尿路上皮癌或前列腺癌为中度患病风险外，晚期癌症的风险较低”[55]。

相比之下，上消化道、尿道和前列腺患癌主要发生在老年人群中。然而大多数但并非所有这些老年患者都得以幸存。总体 5 年生存率中，前列腺癌为 100%，膀胱癌为 93%，输尿管癌为 85%，十二指肠癌为 67%，胃癌为 61%，胆管癌为 29%，脑癌为 22%，胰腺癌为 0%。PMS2 携带者患癌的风险较低[55]。

继发性 CRC 的管理

Mecklin 和 Jarvinen 在 1993 年的一项研究中报道，纳入的 7 例芬兰 HNPCC 患者在接受初次节段性结肠切除术后全部需要接受二次手术[30]。他们认为，扩大性结肠切除术是“一种具有成本 – 效益的治疗选择，也受到患者的青睐，因为它使他们免于反复结肠镜检查和开腹手术”[30]。他们声称，在他们的“小型前瞻性系列研究”中，所有在扩大性结肠切除术后诊断出的异时性肿瘤都可以通过内镜下[30]进行治疗，而不需要开腹手术[30]。

对于典型的年轻健康的 LS 患者，扩大性结肠切除术无疑是最好的手术方式。但该手术对那些不符合定期监测策略或高龄，并且可能已经受到初次结肠切除术后不同程度的生活方式限制的患者应量身定制。例如，应特别注意那些受频繁便意、急迫感和排便不成形，或有罕见的渗漏及大小便失禁的患者，不应该强制该类患者行扩大性结肠切除术。

最初表现为直肠癌并在接受或不接受新辅助或辅助放化疗的情况下接受直肠低位前切除术的患者，可能已经有与排便急迫、便失禁相关的某种程度的功能障碍。这些患者无论年龄大小，都可能被这些慢性问题所拖累。对于这些患者，术前讨论及知情同意过程中应充分了解患者对术后生存的期望。毫无疑问，扩大性结肠切除术明显增加了排便频率，并对肠功能有负面影响。然而这种负面影响是否降低生活质量还存在分歧。梅奥诊所的一项研究显示可降低生活质量[41]；而克利夫兰诊所的一项研究显示，无明显的生活质量下降[43]。遗憾的是，目前还没有针对 LS 患者生活质量问题的前瞻性随机试验[45]。

总结

尽管观点相异，但目前收集到的证据足以帮助为发展为结肠癌的 LS 患者做出明智的决定。表 9.2 提供了来自五大洲的明确证据，支持将扩大性（全切或次全切）结肠切除术作为 LS 患者的首选手术方法，术后异时性结直肠癌的发病率比接受节段性结肠切除术的患者降低了 3~4 倍。人们对整体生存率影响的看法褒贬不一，尽管在密切监测下患者依然存在发生异时性 CRC 的风险，但这些 LS 患者可能已经减少了焦虑，未来对肠道准备、内镜监测、术后生活质量和健康有积极影响。目前，子宫内膜癌是与 LS 相关的发病风险最高的结肠外肿瘤，TAHBSO 联合治疗可降低女性对子宫内膜癌的焦虑程度。对术后残留的结直肠进行密切的内镜监测是必要的，因为及早发现复发性癌变可以为非手术内镜治疗争取时间。尽管我们对患有结肠癌的 LS 患者施行了扩大性结肠切除术（次全切除或 TAC 联合 IRA），但仍有少数患者发生直肠癌（通常在首次结肠切除术后 15 年以上），这一事实致使一些人建议将修复性结肠切除术联合 IPAA 作为 LS 患者的最终预防性手术方案。然而 I-PAA 带来了众多潜在的术后并发症和附加问题，可能会进一步限制术后生活方式，降低术后生活质量。扩大性结肠切除术（次全切或 TAC 联合 IRA）是初诊结肠癌的 LS 患者的首选术式，该术式通过保留乙状结肠以改善术后肠功能，同时与轻度增加的异时性 CRC 风险相抵消。目前节段性结肠切除术仍是那些曾切除大肠癌和(或)目前遭受或即将遭受肠功能障碍(如大便急迫和失禁)威胁的患者的一种手术选择。对于接受扩大性结肠切除术的患者而言,年龄并不像肠功能那样(对手术方式选择)产生显著影响,然而文献报道更加支持对 60 岁以下的年轻 LS 患者行扩大性结肠切除术。唯一可以考虑预防性切除的结肠外器官是已完成生育且无生育意愿的女性的生殖器官。我们必须再次强调,年龄可能是一个值得考虑的对术式有影响的因素。然而鉴于女性生殖器官肿瘤筛查的有效性存疑,再加上预防性 TAHBSO 可以可靠地消除这些结肠外器官的发病风险，我们推荐与患者共同讨论是否行预防性 TAHBSO。不幸的是,部分患者的家族史、LS 患者的遗传易感性只能通过初次结直肠癌切除后的标本未知残缺、存疑或结肠外器官切除后(如子宫)的标本进行基因检测后才能被发现。目前的证据支持对表现为结肠癌的 LS 患者行扩大性结肠切除术,特别是对年轻、健康和可控的患者。对于已经生育或无意愿保留生育功能的女性可以联合使用预防性 TAHBSO。所有这些问题都应该与 LS 患者详细讨论,并与其他外科专家(如妇科肿瘤学家)协商一致。值得注意的是,由于常染色体显性遗传特性,LS 患者所有一级亲属中有 50%的患病可能,LS 患者及其家属一生中都面临着多脏器癌变的遗传易感性所带来的不确定性和焦虑感,需要予以重视。

(张庆怀　柴宁宁　辛然　译)

参考文献

1. Giardello FM, Allen JI, Axilbund JE, Boland CR, Burke CA, Burt RW, Church JM, Dominitz JA, Johnson DA, Kaltenbach T, Levin TR, Lieberman DA, Robertson DJ, Syngal S, Rex DK. Guidelines on genetic evaluation and management of Lynch syndrome: a consensus statement by the US Multi-Society task force on colorectal cancer. Dis Colon Rectum. 2014;57:1025–48.
2. Edelstein DL, Axilbund JE, Baxter M, et al. Rapid development of colorectal neoplasia in patients with Lynch syndrome. Clin Gastroenterol Hepatol. 2011;9:340–3.
3. Jass JR, Stewart SM, Stewart J, et al. Herditary nonpolyposis colorectal cancer- morphologics, genes and mutations. Mutat Res. 1994;310:125–33.
4. De Jong AE, Morreau H, Van Puijenbroek M, et al. The role of mismatch repair gene defects in the development of adenomas in patients with HNPCC. Gastroenterology. 2004;126:42–8.
5. Burn J, Gerdes AM, Macrae F, et al. Long-term effect of aspirin on cancer risk in carriers of hereditary colorectal cancer: an analysis from the CAPP2 randomised controlled trial. Lancet. 2011;378:2081–7.
6. Jenkins MA, Hayashi S, O'Shea AM, et al. Pathology features in Bethesda guidelines predict colorectal cancer microsatellite instability: a population based study. Gastroenterology. 2007;133:48–56.
7. Syngal S, Brand RE, Church JM, Giardiello FM, Hampel HL, Burt RW,

et al. ACG clinical guideline: genetic testing and management of hereditary gastrointestinal cancer syndromes. Am J Gastroenterol. 2015;115(2):223–62.
8. Vasen HFA, Blanco I, Aktan-Collan K, Gropie JP, Alonso A, Aretz S, et al. Revised guidelines for the clinical management of Lynch syndrome (HNPCC): recommendations by a group of European experts. Gut. 2013;62(6):812–23.
9. Barrow E, Hill J, Evans DG. Cancer risk in Lynch syndrome. Familial Cancer. 2013;12(2):229–40.
10. Senter L, Clendenning M, Sotamaa K, et al. The clinical phenotype of Lynch syndrome due to germ-line PMS2 mutations. Gastroenterology. 2008;135:419–28.
11. Bonadona V, Bonaiti B, Olschwang S, et al. Cancer risks associated with germline mutations in MLH1, MSH2, and MSH6 genes in Lynch syndrome. JAMA. 2011;305(22):2304–10.
12. https://seer.cancer.gov/statfacts/html/corp.html.
13. Hendriks YM, Wagner A, Morreau H, et al. Cancer risk in hereditary nonpolyposis colorectal cancer due to MSH6 mutations: impact on counseling and surveillance. Gastroenterology. 2004;127:17–25.
14. Church JM. Prophylactic colectomy in patients with hereditary nonpolyposis colorectal cancer. Ann Med. 1996;28:479–82.
15. Rodriguez-Bigas MA. Prophylactic colectomy for gene carriers in hereditary nonpolyposis colorectal cancer. Has the time come? Cancer. 1996;78:199–201.
16. Vasen HF, Wijnen JT, Menko FH, et al. Cancer risk in families with hereditary nonpolyposis colorectal cancer diagnosed by mutation analysis. Gastroenterology. 1996;110:1020–7.
17. Syngal S, Weeks JC, Schrag D, Garber JE, Kuntz KM. Benefits of colonoscopic surveillance and prophylactic colectomy in patients with hereditary nonpolyposis colorectal cancer mutations. Ann Intern Med. 1998;129:787 96.
18. de Vos tot Nederveen Cappel WH, Nagengast FM, Griffioen G, Menk FH, Taal BG, Kleibeuker JH, Vasen HF. Surveillance for hereditary nonpolyposis colorectal cancer: a long-term study on 114 families. Dis Colon Rectum. 2002;45:1588–94.
19. Natarajan N, Watson P, Silva-Lopez E, Lynch HT. Comparison of extended colectomy and limited resection in patients with Lynch syndrome. Dis Colon Rectum. 2010;53:77–82.
20. Baucom RB, Wise PE. Endoscopic and surgical management of hereditary nonpolyposis colorectal cancer. Clin Colon Rectal Surg. 2012;25:90–6.
21. Heneghan HM, Martin ST, Winter DC. Segmental vs extended colectomy in the management of hereditary nonpolyposis colorectal cancer: a systematic review and meta-analysis. Color Dis. 2014;17:382–9.
22. Scaife CL, Rodriguez-Bigas MA. Lynch syndrome: implications for the surgeon. Clin Colorectal Cancer. 2003;3(2):92–8.
23. Schmeler KM, Lynch HT, Chen LM, Munsell MF, Soliman PT, Clark MB, et al. Prophylactic surgery to reduce the risk of gynecologic cancers in the Lynch syndrome. N Engl J Med. 2006;354(3):261–9.
24. Kwon JS, Sun CC, Peterson SK, White KG, Daniels MS, Boyd-Rogers SG, et al. Cost-effectiveness analysis of prevention strategies for gynecologic cancers in Lynch syndrome. Cancer. 2008;113(2):326–35.
25. Goodfellow PJ, Buttin BM, Herzog TJ, et al. Prevalence of defective DNA mismatch repair and MSH6 mutation in an unselected series of endometrial cancers. Proc Natl Acad Sci U S A. 2003;100:5908–13.
26. Wagner A, Hendriks Y, Meijers-Hejboer EJ, et al. Atypical HNPCC

owing to MSH6 germline mutations: analysis of a large Dutch pedigree. J Med Genet. 2001;38:318–22.
27. Dove-Edwin I, Boks D, Goff S, et al. The outcome of endometrial carcinoma surveillance by ultrasound scan in women at risk of hereditary nonpolyposis colorectal carcinoma and familial colorectal carcinoma. Cancer. 2002;94:1708–12.
28. Church J, Simmang C. Practice parameters for the treatment of patients with dominantly inherited colorectal cancer (familial adenomatous polyposis and hereditary nonpolyposis colorectal cancer). Dis Colon Rectum. 2003;46:1001–12.
29. Watson P, Butzow R, Lynch HT, et al. The clinical features of ovarian cancer in hereditary nonpolyposis colorectal cancer. Gynecol Oncol. 2001;82:223–8.
30. Mecklin J-P, Jarvinen H. Treatment and follow-up strategies in hereditary nonpolyposis colorectal carcinoma. Dis Colon Rectum. 1993;36: 927–9.
31. Rodriguez-Bigas MA, Vasen HFA, Pekka-Mecklin J, Myrhoj T, Rozen P, Bertario L, Jarvinen H, Jass JR, Kunitomo K, Nomizu T, Driscoll DL. Rectal cancer risk in hereditary nonpolyposis colorectal cancer after abdominal colectomy. Ann Surg. 1997;225:202–7.
32. Van Dalen R, Church J, McGannon E, Fay S, Burke C, Clark B. Patterns of surgery in patients belonging to Amsterdam-positive families. Dis Colon Rectum. 2003;46:617–20.
33. Kalady MF, McGannon E, Vogel JD, Manilich E, Fazio VW, Church JM. Risk of colorectal adenoma and carcinoma after colectomy for colorectal cancer in patients meeting Amsterdam criteria. Ann Surg. 2010;252:507–13.
34. Parry S, Win AK, Parry B, Macrae FA, Gurrin LC, Church JM, Baron JA, Giles GG, Leggett BA, Winship I, Lipton L, Young GP, Young JP, Lodge CJ, Southey MC, Newcomb PA, Le Marchand L, Haile RW, Lindor NM, Gallinger S, Hopper JL, Jenkins MA. Metachronous colorectal cancer risk for mismatch repair gene mutation carriers- the advantage of more extensive colon surgery. Gut. 2011;60:950–7.
35. Stupart DA, Goldberg PA, Baigrie RJ, Algar U, Ramesar R. Surgery for colonic cancer in HNPCC: total vs segmental colectomy. Color Dis. 2011;13:1395–9.
36. Cirillo L, Urso EDL, Parrinello G, Pucciarelli S, Moneghini D, Agostini M, Nitti D, Nasciembeni R. High risk of rectal cancer and of metachronous colorectal cancer in probands of families fulfilling the Amsterdam criteria. Ann Surg. 2013;257:900–4.
37. Aronson M, Holter S, Semotiuk K, Winter L, Pollett A, Gallinger S, Cohen Z, Gryfe R. DNA mismatch repair status predicts need for future colorectal surgery for metachronous neoplasms in young individuals undergoing colorectal cancer resection. Dis Colon Rectum. 2015;58:645–52.
38. Renkonen-Sinisalo L, Seppala TT, Jarvinen HJ, Mecklin J-P. Subtotal colectomy for colon cancer reduces the need for subsequent surgery in Lynch Syndrome. Dis Colon Rectum. 2017;60:792–9.
39. Kim TJ, Kim ER, Hong SN, Kim Y-H, Huh JW, Park YA, Cho YB, Yun SH, Kim HC, Lee WY, Kim K, Kim K, Chang DK. Survival outcome and risk of metachronous colorectal cancer after surgery in Lynch syndrome. Ann Surg Oncol. 2017;24:1085–92.
40. Anele C, Adegbola S, Askari A, Rajendra A, Clark SK, Latchford A, Faiz OD. Risk of metachronous colorectal cancer following colectomy in Lynch syndrome: a systematic review and meta-analysis. Color Dis. 2017;19(6):528–36.

41. You YN, Chua HK, Nelson H, Hassan I, Barnes SA, Harrington J. Segmental vs. extended colectomy: measurable differences in morbidity, function, and quality of life. Dis Colon Rectum. 2008;51:1036–43.
42. Haanstra JF, de Vos tot Nederveen Cappel WH, Gopie JP, Vecht J, Vanhoutvin SALW, Cats A, van der Zaag-Loonen HJ, Langers AMJ, Bergmann JHW, van de Meeberg PC, Dekker E, Kleibeuker JH, Vasen HFA, Nagengast FM, van Duijvendijk P. Quality of life after surgery for colon cancer in patients with Lynch syndrome: partial versus subtotal colectomy. Dis Colon Rectum. 2012;55:653–9.
43. Lynch AC, Church JM, Lavery IC. Quality of life following partial or total colectomy: relevance to HNPCC. Dis Colon Rectum. 2003;46:A55.
44. Kalady MF. Expert commentary on the diagnosis and management of Lynch syndrome. Dis Colon Rectum. 2019;62:406–7.
45. Warrier SK, Trainer AH, Lynch AC, Mitchell C, Hiscock R, Sawyer S, Boussioutas A, Heriot AG. Preoperative diagnosis of Lynch syndrome with DNA mismatch repair immunohistochemistry on a diagnostic biopsy. Dis Colon Rectum. 2011;54:1480–7.
46. de Vos tet Nederveen Cappel WH, Buskens E, van Duijvendijk P, Cats A, Menko FH, Griffioen G, Slors JF, Nagengast FM, Kleibeuker JH, Vasen HFA. Decision analysis in the surgical treatment of colorectal cancer due to a mismatch repair gene defect. Gut. 2003;52:1752–5.
47. Vasen HF, Moslein G, Alonso A, et al. Guidelines for the clinical management of Lynch syndrome (hereditary non-polyposis cancer). J Med Genet. 2007;44:353–62.
48. Lin KM, Shashidharan M, Ternent CA, Thorson AG, Blatchford GJ, Christensen MA, Lanspa SJ, Lemon SJ, Watson P, Lynch HT. Colorectal and extracolonic cancer variations in MLH1/MSH2 hereditary nonpolyposis colorectal cancer kindreds and the general population. Dis Colon Rectum. 1998;41:428–33.
49. Moller P, Seppala T, Bernstein I, Holinski-Feder E, Sala P, Evans DG, Lindblom A, Macrae F, Blanco I, Sijmons R, Jeffries J, Vasen H, Burn J, Nakken S, Hovig E, Rodland EA, Thamaratnam K, de Vo stet Nederveen Cappel WH, Hill J, Wijnen J, Jenkins M, Green K, Lalloo F, Sunde L, Mints M, Bertario L, Pineda M, Navarro M, Morak M, Renkonen-Sinisalo L, Frayling IM, Plazzer J-P, Pylvanainen K, Genuardi M, Mecklin J-P, Moslein G, Sampson JR, Capella G. Incidence of and survival after subsequent cancers in carriers of pathogenic MMR variants with previous cancer: a report from the prospective Lynch syndrome database. Gut. 2017;66:1657–64.
50. Lindor NM, Petersen GM, Hadley DW, Kinney AY, Miesfeldt S, Lu KH, Lynch P, Burke W, Press N. Recommendations for the care of individuals with an inherited predisposition to Lynch syndrome: a systematic review. JAMA. 2006;296:1507–17.
51. Plaschke J, Engel C, Kruger S, et al. Lower incidence of colorectal cancer and later age of disease onset in 27 families with pathogenic MSH 6 germline mutations compared with families with MLH 1 or MSH 2 mutations. J Clin Oncol. 2004;22:4486–94.
52. Evans DG, Gaarenstroom KN, Stirling D, et al. Screening for familial ovarian cancer: poor survival of BRCA 1/2 related cancers. J Med Genet. 2009;46:593–7.
53. Church J. Prevention of metachronous colorectal cancer in patients with Lynch syndrome. Dis Colon Rectum. 2010;53:3–4.
54. Maeda T, Cannom RR, Beart RW Jr, Etzioni DA. Decision model of segmental compared with total abdominal colectomy for colon cancer in hereditary nonpolyposis colorectal cancer. J Clin Oncol. 2010;28:1175–

55. Moller P, Seppala TT, Bernstein I, Holinski-Feder E, Sala P, Evans DG, Lindblom A, Macrae F, Blanco I, Sijmons RH, Jeffries J, Vasen HFA, Burn J, Nakken S, Hovig E, Rodland EA, Tharmaratnam K, deVos tet Nederveen Cappel WH, Hill J, Wijnen JT, Jenkins MA, Green K, Lalloo F, Sunde L, Mints M, Beretario L, Pineda M, Navarro M, Morak M, Renkonen-Sinisalo L, Valentin MD, Frayling IM, Plazzer J-P, Pylvanainen K, Genuardi M, Mecklin J-P, Moeslein G, Sampson JR, Capella G. Cancer risk and survival in path_MMR carriers by gene and gender up to 75 years of age: a report from the prospective Lynch syndrome database. Gut. 2018;67:1306–16.

第 10 章

林奇综合征:直肠癌管理及手术选择

Y. Nancy You, Marcelli Marcante, Thomas J. George Jr.

引言

4 个主要 DNA 错配修复(MMR)基因 MLH1、MSH2、MSH6 和 PMS2 中的某 1 个基因出现胚系突变即可定义为林奇综合征(LS)。MMR 功能缺陷(dMMR)使 LS 患者的 CRC发病风险显著升高,根据外显率和表达的多变性,预测到 70 岁时,其患 CRC 的风险为15%~70%[1]。尽管 LS 相关的 CRC 更易发生在近端结肠,但约 15%的 LS 患者会发展为直肠癌[2,3]。LS 相关直肠癌的手术决策和最佳的多模式治疗计划很复杂。本章旨在提供一个总体框架,以及在制订治疗计划时要考虑的一系列关键问题。

治疗计划框架

面对患有直肠癌和 LS 的患者时,围绕两个相同优先事项制订治疗计划会很有帮助(图 10.1)。首先是对直肠癌进行最佳管理,它对生命构成最直接的潜在威胁;其次是针对由 LS 的背景而引起的其他医疗问题进行完善,因为 LS 具有潜在的发病风险和死亡风险。

LS 直肠癌患者的外科手术治疗旨在达到与任何直肠癌患者相同的目标，并以解决局部病变、远处转移和保留功能为中心(图 10.1)。为了获得最佳治疗结果,需要协调包括手术切除、系统治疗和骨盆放射治疗在内的多种疗法。

LS 的诊断背景要求直肠癌的主要治疗方法还要考虑另外两个问题(图 10.1)。一个是考虑将与 LS 相关的异时性结直肠癌(CRC)的风险降至最低,目的是避免随之而来的发病风险和死亡风险。这就提出了一个问题,即为了减少具有发生异时性 CRC 的风险,肠黏膜是否应扩大切除范围，包括切除额外的结肠。尽管可以通过频繁的结肠镜检查来监测结

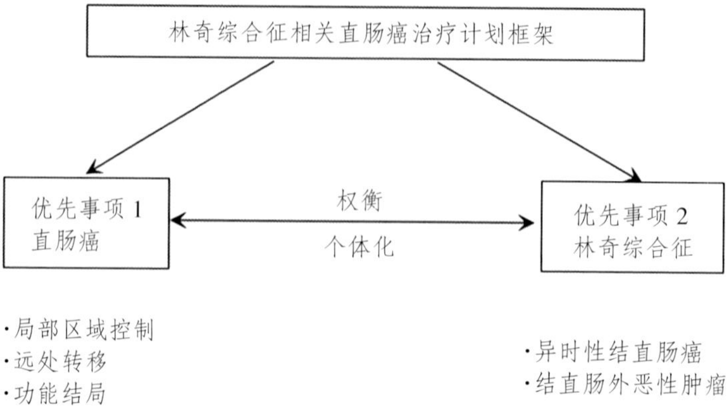

图 10.1 对直肠癌和林奇综合征的决策基于一系列优先事项。

肠，但对间歇性异时性结肠癌的担忧支持了对结肠进行预防性切除的考虑；另一个是考虑影响 LS 相关的肠外恶性肿瘤的发生风险，目的是通过各种方式最大限度地提高患者的总体生存率。这通常与女性 LS 患者骨盆器官（尤其是子宫和卵巢）的患病风险相关。在直肠癌的治疗中，是否对这些患者行预防性手术是经常需要讨论的问题。

了解与直肠癌的每种治疗方案和治疗方式相关的肿瘤学影响和风险，对于制订最佳治疗计划至关重要。如下文详细讨论的，协调制订个性化的治疗方案，将有助于制订一个考虑所有相关问题的总体治疗计划。

LS 直肠癌患者临床评估中的关键要素

应向患者询问详细的个人、医疗和家庭史，以及对基因检测结果进行审查。根据对 LS 相关直肠癌患者的两大系列研究，直肠癌的平均诊断年龄在 40 岁左右（41 岁和 42.8 岁）[4,5]。具有直肠癌的一级家族史会增加直肠癌的发病风险[2]。MSH2 和 MSH6 基因突变是最常见的[4]。

可能影响直肠癌治疗计划的相关信息汇总在表 10.1 中。包括排便频率、连续性和排便控制力在内的基线排便功能，对是否保留患者括约肌及评估患者术后功能结局至关重要。结直肠进展期腺瘤和（或）癌症的个人史有助于了解结肠和直肠的生理活动度。先前结直肠切除的范围和时机可能会限制当前直肠癌的手术选择。结直肠外恶性肿瘤的个人病史及其治疗方法很重要，特别是盆腔恶性肿瘤（如男性的前列腺癌和女性的妇科癌症）。先前的骨盆手术和放射治疗也可能影响当前直肠癌的治疗选择。在我们机构接受治疗的 62 例 LS 相关直肠癌患者中,有 6.4%曾患结直肠癌,22.6%曾患结直肠外癌[4]。此外,应考虑患者的恐惧心理、个人意愿和偏好(尤其是对生育能力的要求),对造口的接受程度和对日后监测的能力和依从性。患有 LS 相关恶性肿瘤家庭成员的经历,可能会影响患者的生活态度。我们要探索这些问题,这样可以促进外科医生与患者之间达成治疗共识(表 10.1)。

目前直肠癌的治疗方案主要通过直肠癌的临床分期来制订。通常是结合包括肿瘤标志物癌胚抗原(CEA)的生化检验、直肠指检、内镜检查、远处病变(胸、腹、骨盆 CT)的断层显像,以及检测直肠癌局部分期的高分辨率骨盆 MRI。手术医生最好亲自检查患者,以确定肿瘤的确切远端范围。对于低位肿瘤,直肠指诊是测量肿瘤远端到括约肌顶部的最好方法,为保留括约肌的难度和可行性提供重要信息。对于高位肿瘤,如需要采用新辅助治疗,手术医生在理想的情况下,应该确定肿瘤的最低范围和(或)作出特殊标记,这有助于获得足够的远端切缘, 并制订多模式治疗方案。最后作者认为, 超声内镜检查最好应用于有 MRI 检查禁忌证或 T 分期较早的低位直肠癌患者,因为与 MRI 相比,超声内镜可以更准确地区分T1、T2 期患者,从而为决定局部切除病变是否合适提供有效的信息[6]。

表 10.1　LS 相关直肠癌临床评估和分期指导治疗计划关键要素

个人医疗史	直肠癌评估	LS 相关恶性肿瘤评估
先前的结直肠腺瘤和结直肠癌 先前的 LS 相关恶性肿瘤 肠道基线功能 个人优先考虑事项 医学并发症 社会经济支持和依从监测的能力	直肠指检和内窥镜检查 肿瘤血清学(CEA) 胸部、腹部、盆腔 CT 高分辨率盆腔 MRI(或 EUS)	内镜评估近端结肠的同步病理 更新并完成其他高危器官的癌症监测(考虑:妇科检查,内镜检查,尿液分析和细胞学检查, 皮肤科检查,PSA 和乳腺钼靶检查)

LS 相关直肠癌患者同时存在近端结肠病变的风险。来自结肠癌家族登记处[7]的数据显示,79 例 LS 直肠癌患者中,近端结肠同时发生晚期腺瘤和(或)浸润性癌的风险为 4%,但在本机构的 62 例患者中,其风险高达 19.4%[4]。因此,必须评估近端结肠。应该在明确手术计划之前做好这项工作,以便可以从病理学角度评估结肠病变,进一步完成内镜管理。结肠中同时存在内镜无法治疗的进展期腺瘤或浸润性病变时,可能需要对直肠癌的手术方法进行较大改动。

应确保患者接受其他 LS 相关器官的恶性肿瘤风险监测 (表 10.2)。 特别是男性应该根据年龄通过 PSA 进行前列腺癌筛查,女性应该接受妇科检查。分娩、生育能力、激素替代治疗等关键问题,最好与熟知 LS 患者的妇科医生讨论。

表 10.2 得克萨斯大学安德森癌症中心的家族性高危胃肠道癌诊所对 LS 高危人群的个体化多器官监测指南

癌症检测	干预	推荐频率
结直肠	低位内镜检查	每 12~24 个月
胃[a]	高位内镜检查	每 3~5 年
泌尿生殖器官[a]	尿液分析，尿液细胞学，核基质蛋白(NMP)-22	每 12~24 个月
皮肤[a]	临床检查	每 12~24 个月
妇科[a]	临床检查，CA-125，盆腔超声	每 12 个月
女性：乳腺	临床检查，钼靶	每 12 个月
男性：前列腺	临床检查，PSA	每 12 个月

[a] 对于这些部位，目前只有Ⅳ期证据支持监测。监测频率通常根据个人和家族史进行个性化决策。

临床Ⅳ期直肠癌

Ⅳ期或转移性 dMMR CRC 的发病率低，据报道仅为 4%[8]。手术在转移性直肠癌人群中的作用是有限的，主要应用系统治疗。虽然 dMMR 通常有更好的预后，但回顾性研究表明，一旦发生转移，预后的差异就不太明确。据报道，发生转移患者的中位总生存期(OS)为 15.4 个月，接受 R0(R1)手术患者的中位生存期为 33.8 个月[8]，接受根治性切除术Ⅳ期直肠癌患者的 5 年无复发生存率为 60%[4]。

手术的选择

对于转移性疾病患者，手术干预的选择取决于总体治疗目的是姑息性或治愈性。

姑息性手术治疗的常见目的包括缓解梗阻、减轻恶性肠瘘的相关症状、和(或)减轻肿瘤相关性骨盆疼痛。在恶性肿瘤近端的乙状结肠造口可能是最有效的，但对于先前因 LS 相关结肠癌行结肠切除术的患者，和(或)结肠浆膜或前腹壁区域的腹膜疾病患者，可能需要调整造口的位置。与结肠癌不同，内镜支架置入术通常不能有效缓解直肠癌相关的疼痛或梗阻症状，骨盆内的支架会导致里急后重和骨盆疼痛[9]。对于存在无法切除的转移性病灶的患者，切除原发性直肠癌病变的作用仍存在争议，需要前瞻性试验研究的结果[10-12]。

对于全身性疾病得到良好控制的Ⅳ期结肠癌患者，越来越多地考虑采用以治愈为目的手术干预。切除转移病灶(最常见于肝脏和肺)可以提高生存率[13,14]。转移病灶和原发病灶切除术的最佳顺序超出了本章的范围，需要负责患者的外科团队早期协调合作，评估定位原发病灶及转移病灶，以便针对患者决定治疗顺序[15]。由于转移性直肠癌的负担对这些患者构成了最直接的死亡威胁，因此我们提倡将重点放在直肠癌的治疗上，而不是关注 LS

相关的异时性肿瘤和(或)结直肠外恶性肿瘤的潜在发病风险。

最近，免疫疗法的应用彻底改变了转移性 dMMR CRC 的全身治疗方案。分子研究表明,dMMR CRC 是超突变的,属于分子共有亚型 I [16]。因此,它们对免疫治疗剂(例如PD-1)的反应非常好。目前一些临床试验表明,免疫治疗具有极好的总生存率和较长的治疗持续时间[17,18]。由于 LS 相关转移性直肠癌患者的全身性疾病的控制得到了显著改善,我们预期以治疗为目的的手术将对这些患者发挥更大的作用。

临床Ⅱ期和Ⅲ期疾病

三联疗法

临床 T3、T4 或 N 阳性被认为是局部进展性直肠癌。美国对这些患者采用三联疗法作为长期的治疗方案,包括直肠癌切除术前的新辅助长程放化疗。然而人们越来越意识到,三联疗法可能与严重且持久的毒性相关[19]。

为了减少三联疗法的成分从而降低总体毒性率,目前正在研究改善风险分层的方法。T3 分期、直肠肿瘤高度和环周切缘阴性率(CRM)等临床因素目前正应用于改善风险分层[19]。具体来说,T3 浸润区域小[20,21]、可获得广泛阴性 CRM 的高位直肠肿瘤[22],手术失败风险低,可能可以免于骨盆放射治疗。另外,仅对新辅助治疗中的化学治疗反应良好的肿瘤,是否可以除去额外的骨盆放射治疗仍需要积极研究。然而包括奥沙利铂在内的全身化学治疗方案可能与短期和永久性周围神经病变的风险相关[19],对于某些职业的患者,存在其局限性。因此,仍需要等待来自美国前瞻性随机试验 PROSPECT 的数据[23]。目前全身化学治疗的方案、持续时间和顺序仍存在争议。

对于是否可以省略盆腔放射治疗的问题与 LS 直肠癌患者高度相关。首先,盆腔放射治疗与保留括约肌患者的肠功能障碍有关。与单独进行直肠切除术相比,包括盆腔放射治疗在内的新辅助治疗与肠功能的长期下降有关[24]。关于预期肠功能及其对生活方式影响的全面讨论,可以使患者对是否保留括约肌做出个人选择,尤其是当肿瘤在骨盆的位置很低且保留括约肌比较困难时。更重要的是,当考虑使用小肠储袋时,需要考虑肠功能障碍的问题[25]。最近一项研究显示,157 名接受术前盆腔放疗的 IPAA 患者与未接受盆腔放疗的患者相比,其 30 天并发症的发病率并无差异[26]。目前关于盆腔放疗后 IPAA 的长期功能结局研究很少。尽管如此,基于对放射性肠炎、盆腔纤维化和对储袋功能障碍的担忧,人们普遍不愿执行此操作。在所有情况下,建议不要进行术后放疗,因为与新辅助放射治疗相比,其具有更严重、持久的毒性。LS 患者通常比较年轻,对于有生育和分娩要求的患者,可以从开始治疗之前就保持生育能力。对于所有患者，应注意盆腔放射治疗的长期后果，包括卵巢早衰、性功能障碍、髋部骨折、放射治疗相关损伤、纤维化等其他的问题[27,28]。

手术的选择

LS 相关直肠癌患者有多种手术选择(图 10.2)。但没有针对所有患者的最佳手术方式，需要针对患者制订个体化方案。在上面概述的治疗计划框架(图 10.1)中，针对特定患者逐步思考以下问题将有助于外科医生制订最终治疗计划：①对直肠癌最好的根治性手术是什么？②为了达到最佳的肿瘤学结局，应添加哪种多模式治疗？③扩大直肠切除术范围的原因包括哪些？④盆腔手术对预防癌症有何作用？

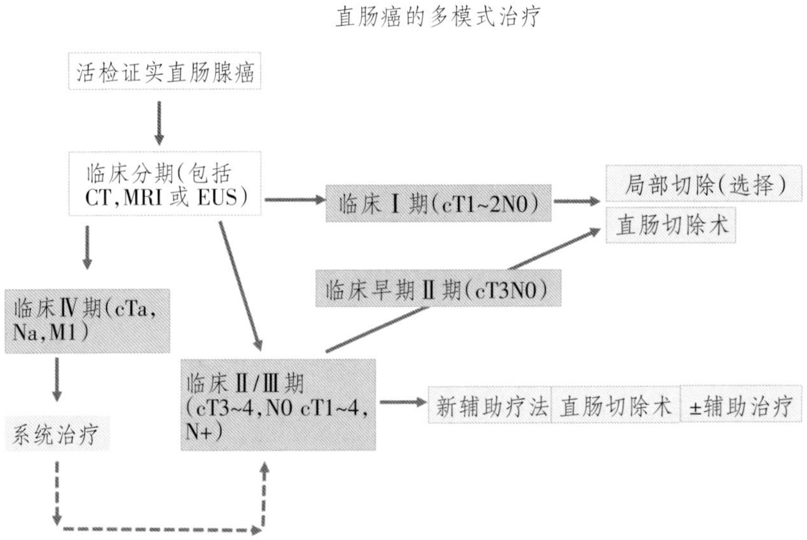

图 10.2 局部进展期直肠癌患者的现行治疗标准。

根治性直肠切除术

在复杂的治疗计划中，确定对直肠癌的最佳手术方式是一个好的起点。主要的决定性因素包括：①是否考虑行保留直肠括约肌或永久性造口的直肠切除术；②直肠癌的边缘阴性肿瘤清除是否需要进行可能累及前列腺或子宫的多脏器盆腔切除术(图 10.3)。所考虑的关键肿瘤学原则包括肿瘤特异性全直肠系膜切除、CRM 清除和供区血管高位结扎，以确保充分且基于解剖学的区域淋巴结清扫。必须考虑邻近受累器官的整体切除。手术质量的评价指标通常包括：直肠上、中段癌的远端切除边界为 5cm，直肠下段癌对新辅助疗法反应好，可接受较小的切缘范围，其远端切缘距肿瘤边界为 2cm，近端切缘至少 5cm，CRM 至

	直肠切除术 *	扩大切除术
括约肌保护	·低位前切术 ·结直肠切除吻合术	·回肠直肠吻合术 ** ·TPC，回肠肛管储袋吻合术 **[TPC，可控储袋]
永久造口	·腹会阴切除术	·TPC，末端回肠造口术

* 确定是否需要行多脏器切除术（如子宫切除术）
** 盆腔放射治疗的患者较少推荐应用

图 10.3　保留括约肌的手术选择。

少 2mm，至少切除 12 个淋巴结，并评估切除标本中的全或近全直肠系膜[19]。

特定的手术方式应确保遵循肿瘤学原则。在可能的情况下，LS 患者应首选微创（MIS）治疗。MSH2 和 MSH6 基因突变的 LS 患者发生直肠癌风险高[4]。这些基因还与肠外恶性肿瘤的高发病率相关[5]。由于这些患者将来可能需要进行腹部手术，因此，MIS 方法是受青睐的，因为它可以减少因粘连引起的再手术率。

腹腔镜和经肛门腔镜 TME

比较开腹直肠癌手术和腹腔镜直肠癌手术的前瞻性随机对照试验，已经表明腹腔镜手术的短期结局优于开放性手术，其围术期的并发症发病率低，恢复情况更佳[29]。因此，腹腔镜下直肠低位前切双吻合术已成为直肠上段肿瘤的首选治疗方法。然而由于骶骨岬的支点效应，腹腔镜很难进入位于骨盆深部的肿瘤，经肛门 TME（taTME）可以通过肛门通路进入盆底来克服这一困难[30]。当与腹腔镜结合使用时，这种从上到下的方法具有以下优点：①可视化并精确选择远端切缘；②充气辅助识别直肠系膜平面及其解剖结构；③两组医生团队同时进行手术，从而最大限度缩短手术和麻醉时间。taTME 的安全完成需要全面评估直肠、直肠系膜及骨盆周围结构（如阴道、前列腺、盆腔神经和盆腔血管）的解剖关系。曾有报道，由于在前列腺深处而不是直肠前部进行了错误的解剖，造成了尿道损伤。经肛门入路需要足够的肛管顺应性以便到达直肠中低位的肿瘤[31,32]。目前的研究表明，与开放手术相比，taTME 具有相同的近期肿瘤学结局，包括淋巴结清扫数目、TME 质量和切缘阳性率（远端和环周）。在国际注册处，其周围切缘阳性率仅为 2.4%[33]。然而长期的肿瘤学结局，以及与膀胱、肠道和性功能有关的结局，仍需要进行详细研究[31]。

机器人 TME

机器人系统可以提供真实三维成像，放大手术视野，其机械手腕可在 7 个自由度上灵巧运动，这些特征使其在治疗盆底的肿瘤中更具优势。目前已证实机器人 TME 可以产生良好的肿瘤学结局，包括淋巴结清扫数目、阳性切缘率和近期结局[34]。此外，机器人手术中转开腹率低,且可以更好地保护自主神经功能,从而降低患者排尿及性功能障碍。机器人手术的潜在缺点包括操作时间长和使用成本高。另外在狭窄的骨盆中,对远端切缘的准确定位和对机器人吻合器的应用具有技术上的挑战。研究显示, 使用切割吻合器超过 2 次时,就会增加吻合口瘘发生风险[35]。

多模式治疗

为了术中更好地处理局部和远处病灶,可添加新辅助治疗方案,同时应考虑最大限度地降低其长期毒性。如前所述,对许多外科医生而言,骨盆放射治疗对手术方式的选择有很大的影响。骨盆放射治疗可能会限制手术方式,而免于放射治疗的可能性有助于保留选择的手术范围(图 10.3)。因此,骨盆放射治疗应该在充分评估后应用,而不是作为常规治疗。对于受益有限的情况,应充分探索是否可以免于骨盆放射治疗。

局部进展期直肠癌的常用治疗方案,包括结合以 5- 氟尿嘧啶(5-FU)化学治疗作为化学治疗增敏剂的长疗程盆腔放射治疗。通过这种方案,例如与 LS 相关的 dMMR 直肠癌的完全病理缓解率(pCR)可能高达 27%[4]。这与散发性的直肠癌中约 17%的 pCR 形成对比[36]。对于可切除的直肠肿瘤, 一些Ⅱ期前瞻性研究正在评估在新辅助治疗中加入新的免疫疗法的方案。NRG-GI002 研究将局部进展性直肠癌患者随机分组,接受基于 5-FU 的化学治疗或以5-FU 化学治疗和抗 PD-1 免疫治疗为基础的长疗程放化疗[37](图 10.4)。该试验正在进行期间,从转移情况推断,与 LS 相关的 MSI-H 直肠癌预期对该新辅助方案有较高的应答率。

最近,直肠癌对新辅助治疗的良好反应引起了人们对“观察和等待”疗法的关注[38,39]。迄今为止,尚无文献报道患有直肠癌的 LS 患者使用这种方法的效果,但这些患者通常表现出很好的临床反应,并可能会咨询“观察和等待”疗法的相关问题。

扩大切除

选择直肠切除术或更广泛的切除术,主要取决于个性化风险与获益的评估。扩大切除包括全结直肠切除或者在先前切除结肠的患者中进行全结肠直肠切除(图 10.3,表10.3)。

与仅切除直肠相比,降低异时性 CRC 的风险是扩大切除术的主要优势。理论上讲,遗传性生殖系 MMR 缺陷使其余的结肠黏膜固有生物学不稳定。 因此, 预期异时性结直肠癌的风险会随着时间的推移而增加。已经有一些对患有直肠癌的 LS 患者进行了异时性 CRC 的风险研究。不幸的是,这些方法对 LS 的定义及随访的严谨性和持续时间方面都不尽相同。罗斯威尔帕克癌症研究所的一项研究中,对 18 例符合阿姆斯特丹标准或有记录的生殖系 MMR 突变并患有直肠癌的患者进行了直肠切除术,而未进行结肠切除。1 例患

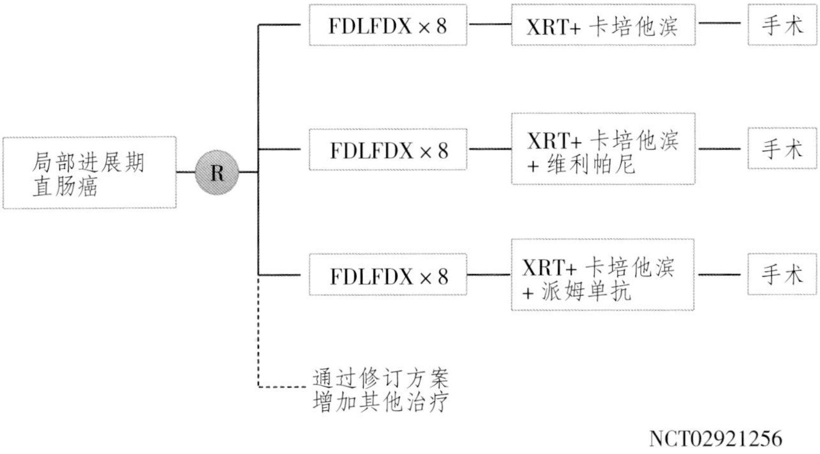

图 10.4　局部时展期直肠癌新辅助治疗的总方案。

者死于晚期疾病，17 例患者中的 3 例（18%）在初次手术后发展为异时性 CRC 的中位时间为 16.9 年[3]。德国的一份报道描述了 11 例 HNPCC 患者中有 6 例（54.5%），在直肠切除手术后发展为异时性结肠癌，中位时间为 7.4 年[40]。来自克利夫兰诊所的数据追踪了 31 例行 HNPCC 直肠切除术的患者。在 8.8 年的中位随访中，14 例患者（45.2%）出现了明显的结肠肿瘤，5 例发生了异时性结肠癌，9 例发生了高危腺瘤[2,41]。在我们的 62 例直肠癌患者中，中位随访时间为 6.8 年（四分位间距为 4.9~11.2），异时性 CRC 的发病风险为 16.7%。结肠癌家族登记处对 79 例仅接受直肠切除而未切除结肠的 LS 相关直肠癌患者的分析表明，直肠癌术后 10 年、20 年、30 年的异时性结肠癌累积风险分别为 19%、47%和 69%[7]。

目前这些数据提供了汇总风险评估，但准确且个人化预测异时性结肠癌风险非常困难。其他因素可能会调节风险，进而影响扩大切除的决定。根据我们机构中的数据，扩大切除更易发生于诊断为直肠癌且同时存在高风险结肠病变（$P<0.001$）、上段直肠癌（距肛门边缘中位距离为 12 cm 对 7 cm，$P=0.004$）、临床早期病变（$P=0.002$）、不需要新辅助放疗（$P=0.1$）的患者[4]。另外，由于风险会随着时间累积，因此，在预测风险时应考虑患者的预期寿命。影响 LS 患者预期寿命的因素可能包括年龄、并发症、直肠癌及其他与LS 相关的恶性肿瘤。最后，免疫疗法的出现彻底改变了 LS 患者的当前护理方式。新型疗法对 LS 相关恶性肿瘤预后的全面影响，以及对 LS 患者的预期寿命的影响尚未完全明确。

除了异时性结肠病变的发病率，直肠癌治疗后是否经历异时性结肠癌的生存影响尚未得到广泛证实。马尔可夫模型研究显示，对 LS 患者局部切除与扩大切除的生存获益差异主要根据 LS 相关结肠癌的相关数据。在这些研究中，扩大性结肠切除术为患有结肠癌并在 30 岁时接受治疗的患者提供了轻微的生存获益（34.8 对 35.5 年），但是考虑质量调整

表 10.3 LS 相关直肠癌的直肠切除术与扩大切除术：个性化风险的关键因素与获益评估

	支持直肠切除	支持扩大切除
1.与预期寿命有关的因素		
诊断直肠癌的年龄	年老	年轻
医学合并症	有	无
既往癌症史[a]	预后较差	预后良好
直肠癌的临床分期[a]	预后较差	预后良好
2.与结肠生物活性相关的因素		
既往结肠病理	无、单发良性、癌前病变	多发癌前病变，多发性晚期腺瘤，浸润性疾病
同步结肠病理(晚期腺瘤，不可切除腺瘤，浸润性疾病)	单发 可内镜切除 非恶性病变	多发 不能在内镜下切除 浸润性病变
3.与直肠癌有关的因素		
部位	低位直肠	高位直肠
新辅助放疗	是	否
多器官切除	是	否
4.患者意愿及优先选择		
评估结直肠长度、功能	希望保留结直肠的长度、功能	希望最大限度地降低未来大肠癌的发病风险
对造口术的态度（尤其是如果有预期骨盆放射治疗）	拒绝造口	接受造口
未来的内镜监测	依从性	不可靠

[a] 免疫疗法可能会显著改变所有 LS 相关恶性肿瘤的预后，并可能显著增加 LS 患者的预期寿命。

生命年(QALY)时，这两种策略大致相同，并且只对年龄小于 27 岁且患有Ⅰ期 CRC 的 LS 患者进行广泛切除，才能发现生存优势(模型)[42,43]。不幸的是，对癌症监测的依从性，对监测复发、异时性病变的挽救治疗，以及患者接受二次治疗的意愿都是可能影响总体生存率的因素，且目前尚无定论。目前还没有明确的数据来比较直肠切除术后遵从癌症监测与扩大切除术对长期生存的影响。

直肠切除术与扩大切除术之间的主要权衡一方面涉及可能需要永久性造口，另一方面涉及肠功能差的不良后遗症。对于大多数需要盆腔 XRT 的直肠癌患者，考虑普遍不愿意在放射状骨盆中构建 IPAA 或构建储袋(如 Koch)，因此，可以选择结直肠切除术代替永久性回肠造口术[44]。即使在这些直肠癌患者中也可能需要永久性造口，但选择单纯直肠切除术而不是扩大切除术，可以进行保留括约肌的直肠切除术(即不进行腹会阴联合切除)。全结直肠切除术后保留括约肌可能与不良的功能预后相关（图 10.3)。回肠直肠吻合术

（IRA）可应用于肿瘤位于直乙交界处和上段直肠的小部分患者。没有数据支持各种吻合技术方法（吻合钉、人工、端端或端侧）的比较，通常是在手术时根据解剖学考虑和外科医生的喜好决定。但大便频率、排便紧迫感和肠功能改变的程度取决于保留直肠的长度。IRA每天仍会伴有 4~6 次大便，即使报道 50%的患者调整饮食，30%的患者服用药物调节肠功能[45,46]。采用 IPAA 的全结直肠切除术通常每天 4~6 次大便，偶尔发生便失禁（特别是在夜间）和其他功能相关问题[46]。尽管具体数据很少，但盆腔放射治疗预期会加重这些结果。最后，由于目前专业研究的稀缺，全结直肠切除术后构建储袋并不常见。Koch 袋可能与回肠乳头瓣滑脱的长期并发症相关，通常需要切除储袋转为回肠造口[44]。

伴随的预防性手术

患有直肠癌的 LS 患者面对骨盆手术时，经常会提出预防性手术的问题。特别是对于 LS 女性患者，是否应同时切除子宫和（或）切除卵巢，以避免发生子宫内膜癌的风险[47]。作者主张根据报道的子宫内膜癌风险，可能增加特定患者子宫内膜癌风险的因素（如年龄、家族史、个人病史和预期寿命）及患者直肠癌切除术的复杂性做出个性化决定[48]。

总之，对于局部进展性直肠癌的 LS 患者，可以选择多种手术方法（图 10.3）。决策过程最好以针对直肠癌的最佳治疗目的为基础，并做出有关骨盆放射治疗、扩大切除（包括结肠切除）和预防性子宫切除的其他决策。做出这些决定时应考虑监测数据的可靠性、患者的个人偏好和优先意愿。

临床Ⅰ期和早期临床Ⅱ期疾病

对于局部Ⅰ期（cT1，2N0）或非常早的Ⅱ期（cT3N0）（T3 侵袭程度小）肿瘤，手术切除是主要的治疗方法。临床分期的准确性很重要，因为它是决定患者手术治疗还是新辅助治疗作为一线治疗的主要基础。若患者切除术分期不足，但病理学上发现阳性淋巴结，则术后放射治疗与术前放射治疗相比，与更多的毒性和肠功能障碍相关[19]。接受IPAA 的患者尤其应避免术后放射治疗。尽管高分辨率盆腔 MRI 目前已成为直肠癌临床分期的标准，但可以增加（如 EUS）其他检查方式，以提高分期的置信度或准确性，尤其是对 T1~T2 肿瘤[6]。

手术的选择

患者手术方式的选择与针对局部晚期直肠癌患者的手术选择没有显著差异（图 10.3）。一个主要的区别是，无须担心在放射后的骨盆中接受 IPAA，扩大切除术的选择可能在该患者人群中发挥更大作用。

局部切除

对于仅侵及黏膜肌层(cT1)但无临床可疑直肠系膜病变且符合特定有利标准的肿瘤(表 10.4),局部切除术(LE)可以作为最终的治疗选择。符合局部切除条件的肿瘤应位于低位(通常距肛缘 6 cm 以内),不大于 3 cm 和(或)不超过直肠周长的 30%,并且不具有分化差、淋巴管或周围神经浸润等不利的病理特征。LE 的肿瘤学结局显示总生存率高达 93%,但局部复发率介于 T1 病变的 5%~28%,高于标准直肠切除术的局部复发率[49,50]。然而 LE 可以保留肠功能,避免进行腹腔内手术,围术期并发症低且无须造口。这些优势对那些可能已经多次进行腹腔内手术和(或)优先考虑保留肠功能的 LS 患者尤为重要。

表 10.4 直肠癌局部切除标准

	切除标准
解剖学	<50%肠腔
	肿瘤大小<4cm
	不固定可活动
	传统局切术:病灶距肛缘 8cm 之内;经肛门内镜切除术:病灶距肛缘 20cm 之内
组织学	T1
	sm1 或 sm2
	没有肿瘤出芽现象
	分化程度高至中度分化
	无淋巴管浸润
分期	MRI 或经直肠超声未见 T2 或淋巴结肿大的证据

局部切除要求肿瘤完整切除,切缘距肿瘤 1cm,直至直肠周围脂肪。除了针对低位直肠肿瘤的传统经肛门切除术(TAE)以外,还开发了针对中、上段直肠肿瘤的经肛内镜切除术(TEM)或经肛门微创手术(TAMIS)[51]。TEM 需要专用设备,包括一次性输液管、专用的直肠充气设备及固定患者和直肠镜的设备。这些设备的成本及 TEM 较长的学习曲线将 TEM 限制在专业中心内。TAMIS 于 2009 年推出,是 TEM 的替代选择,TAMIS 无须专门设备即可实现类似的可视性和灵活性。它使用了可插入套管针的灵活的单口腹腔镜进入装置、常规的腹腔镜 CO_2 充气设备、腹腔镜摄像头和仪器。TEM 和 TAMIS 后,直肠壁的缺损可能非常大,建议缝合关闭。缝合通常使用腹腔镜缝合线和缝针完成,也可通过银珠进行无结缝合,辅以倒刺缝合或特殊缝合设备[52]。尚无随机研究直接将 TEM 或 TAMIS 与 TAE 进行比较,而荟萃分析发现,TEM 术后的局部复发率低于 TAE。

总结

LS 是一种全身综合性疾病，对结直肠内、外恶性肿瘤的发病率具有重要意义。LS 直肠癌的治疗非常复杂，最终治疗方案只有在评估个体化获益与风险后才能确定。关键问题包括针对直肠癌的最佳根治性手术、对局部进展性直肠癌患者谨慎使用多模式疗法、考虑行更大范围切除术（包括结肠切除术）的原因，以及预防性盆腔手术的作用。在考虑治疗的选择时，应向患者提供与手术相关的肠功能永久性改变问题的咨询。作为直肠癌患者的辅助治疗手段，免疫疗法的出现将来可能会彻底改变这些患者的治疗方法。

（杨东　高国超　译）

参考文献

1. Moller P, Seppala T, Bernstein I, et al. Cancer incidence and survival in Lynch syndrome patients receiving colonoscopic and gynaecological surveillance: first report from the prospective Lynch syndrome database. Gut. 2017;66:464–72.
2. Kalady MF, McGannon E, Vogel JD, Manilich E, Fazio VW, Church JM. Risk of colorectal adenoma and carcinoma after colectomy for colorectal cancer in patients meeting Amsterdam criteria. Ann Surg. 2010;252:507–11; discussion 511–503.
3. Lee JS, Petrelli NJ, Rodriguez-Bigas MA. Rectal cancer in hereditary nonpolyposis colorectal cancer. Am J Surg. 2001;181:207–10.
4. de Rosa N, Rodriguez-Bigas MA, Chang GJ, et al. DNA mismatch repair deficiency in rectal cancer: benchmarking its impact on prognosis, neoadjuvant response prediction, and clinical cancer genetics. J Clin Oncol. 2016;34:3039–46.
5. Win AK, Lindor NM, Young JP, et al. Risks of primary extracolonic cancers following colorectal cancer in lynch syndrome. J Natl Cancer Inst. 2012;104:1363–72.
6. Lutz MP, Zalcberg JR, Glynne-Jones R, et al. Second St. Gallen European Organisation for Research and Treatment of Cancer Gastrointestinal Cancer Conference: consensus recommendations on controversial issues in the primary treatment of rectal cancer. Eur J Cancer. 2016;63:11–24.
7. Win AK, Parry S, Parry B, et al. Risk of metachronous colon cancer following surgery for rectal cancer in mismatch repair gene mutation carriers. Ann Surg Oncol. 2013;20:1829–36.
8. Goldstein J, Tran B, Ensor J, et al. Multicenter retrospective analysis of metastatic colorectal cancer (CRC) with high-level microsatellite instability (MSI-H). Ann Oncol. 2014;25:1032–8.
9. Malakorn S, Stein SL, Lee JH, You YN. Urgent management of obstructing colorectal cancer: divert, stent, or resect? J Gastrointest Surg. 2019;23(2):425–32.
10. Soreide K. Resection of asymptomatic primary tumour in unresectable stage IV colorectal cancer: time to move on from propensity matched scores to randomized controlled trials. Int J Cancer. 2016;139:1927–9.

11. t Lam-Boer J, Mol L, Verhoef C, et al. The CAIRO4 study: the role of surgery of the primary tumour with few or absent symptoms in patients with synchronous unresectable metastases of colorectal cancer--a randomized phase III study of the Dutch Colorectal Cancer Group (DCCG). BMC Cancer. 2014;14:741.
12. Ikoma N, You YN, Bednarski BK, et al. Impact of recurrence and salvage surgery on survival after multidisciplinary treatment of rectal cancer. J Clin Oncol. 2017;35:2631–8.
13. Kopetz S, Chang GJ, Overman MJ, et al. Improved survival in metastatic colorectal cancer is associated with adoption of hepatic resection and improved chemotherapy. J Clin Oncol. 2009;27:3677–83.
14. Ikoma N, Hofstetter WL, Estrella JS, et al. The ypT category does not impact overall survival in node negative gastric cancer. J Surg Oncol. 2018;117:1721–8.
15. Conrad C, Vauthey JN, Masayuki O, et al. Individualized treatment sequencing selection contributes to optimized survival in patients with rectal cancer and synchronous liver metastases. Ann Surg Oncol. 2017;24:3857–64.
16. Roelands J, Decock J, Boughorbel S, et al. A collection of annotated and harmonized human breast cancer transcriptome datasets, including immunologic classification. F1000Res. 2017;6:296.
17. Overman MJ, McDermott R, Leach JL, et al. Nivolumab in patients with metastatic DNA mismatch repair-deficient or microsatellite instability-high colorectal cancer (CheckMate 142): an open-label, multicentre, phase 2 study. Lancet Oncol. 2017;18:1182–91.
18. Sehdev A, Cramer HM, Ibrahim AA, Younger AE, O'Neil BH. Pathological complete response with anti-PD-1 therapy in a patient with microsatellite instable high, BRAF mutant metastatic colon cancer: a case report and review of literature. Discov Med. 2016;21:341–7.
19. Benson AB 3rd, Venook AP, Al-Hawary MM, et al. Rectal cancer, version 2.2018, NCCN clinical practice guidelines in oncology. J Natl Compr Cancer Netw. 2018;16:874–901.
20. Guillem JG, Diaz-Gonzalez JA, Minsky BD, et al. cT3N0 rectal cancer: potential overtreatment with preoperative chemoradiotherapy is warranted. J Clin Oncol. 2008;26:368–73.
21. Siddiqui MRS, Simillis C, Bhoday J, et al. A meta-analysis assessing the survival implications of subclassifying T3 rectal tumours. Eur J Cancer. 2018;104:47–61.
22. Taylor FG, Quirke P, Heald RJ, et al. Preoperative magnetic resonance imaging assessment of circumferential resection margin predicts disease-free survival and local recurrence: 5-year follow-up results of the MERCURY study. J Clin Oncol. 2014;32:34–43.
23. Weiser MR, Fichera A, Schrag D, Boughey JC, You YN. Progress in the PROSPECT trial: precision treatment for rectal cancer? Bull Am Coll Surg. 2015;100:51–2.
24. Couwenberg AM, Burbach JPM, van Grevenstein WMU, et al. Effect of neoadjuvant therapy and rectal surgery on health-related quality of life in patients with rectal cancer during the first 2 years after diagnosis. Clin Colorectal Cancer. 2018;17:e499–512.
25. Radice E, Nelson H, Devine RM, et al. Ileal pouch-anal anastomosis in patients with colorectal cancer: long-term functional and oncologic outcomes. Dis Colon Rectum. 1998;41:11–7.
26. Wertzberger BE, Sherman SK, Byrn JC. Differences in short-term outcomes among patients undergoing IPAA with or without preoperative radiation: a National Surgical Quality Improvement Program analysis.

27. Denlinger CS, Sanft T, Baker KS, et al. Survivorship, version 2.2018, NCCN clinical practice guidelines in oncology. J Natl Compr Cancer Netw. 2018;16:1216–47.
28. Bailey CE, Tran Cao HS, Hu CY, et al. Functional deficits and symptoms of long-term survivors of colorectal cancer treated by multimodality therapy differ by age at diagnosis. J Gastrointest Surg. 2015;19:180–8; discussion 188.
29. Creavin B, Kelly ME, Ryan E, Winter DC. Meta-analysis of the impact of surgical approach on the grade of mesorectal excision in rectal cancer. Br J Surg. 2017;104:1609–19.
30. Lei P, Ruan Y, Yang X, Fang J, Chen T. Trans-anal or trans-abdominal total mesorectal excision? A systematic review and meta-analysis of recent comparative studies on perioperative outcomes and pathological result. Int J Surg. 2018;60:113–9.
31. Motson RW, Whiteford MH, Hompes R, Albert M, Miles WF, Expert G. Current status of trans-anal total mesorectal excision (TaTME) following the Second International Consensus Conference. Color Dis. 2016;18:13–8.
32. Francis N, Penna M, Mackenzie H, Carter F, Hompes R, International Ta TMEECG. Consensus on structured training curriculum for transanal total mesorectal excision (TaTME). Surg Endosc. 2017;31:2711–9.
33. European Society of Coloproctology collaborating g. An international multicentre prospective audit of elective rectal cancer surgery; operative approach versus outcome, including transanal total mesorectal excision (TaTME). Color Dis. 2018;20(Suppl 6):33–46.
34. Sammour T, Malakorn S, Bednarski BK, et al. Oncological outcomes after robotic proctectomy for rectal cancer: analysis of a prospective database. Ann Surg. 2018;267:521–6.
35. Braunschmid T, Hartig N, Baumann L, Dauser B, Herbst F. Influence of multiple stapler firings used for rectal division on colorectal anastomotic leak rate. Surg Endosc. 2017;31:5318–26.
36. Lorimer PD, Motz BM, Kirks RC, et al. Pathologic complete response rates after neoadjuvant treatment in rectal cancer: an analysis of the national cancer database. Ann Surg Oncol. 2017;24:2095–103.
37. George TJ Jr, Wu C, You YN. NRG GI002: moving the needle toward TNT in locally advanced rectal cancer. Bull Am Coll Surg. 2016;101:61–2.
38. Dattani M, Heald RJ, Goussous G, et al. Oncological and survival outcomes in watch and wait patients with a clinical complete response after neoadjuvant chemoradiotherapy for rectal cancer: a systematic review and pooled analysis. Ann Surg. 2018;268:955–67.
39. Dossa F, Chesney TR, Acuna SA, Baxter NN. A watch-and-wait approach for locally advanced rectal cancer after a clinical complete response following neoadjuvant chemoradiation: a systematic review and meta-analysis. Lancet Gastroenterol Hepatol. 2017;2:501–13.
40. Goecke T, Schulmann K, Engel C, et al. Genotype-phenotype comparison of German MLH1 and MSH2 mutation carriers clinically affected with Lynch syndrome: a report by the German HNPCC Consortium. J Clin Oncol. 2006;24:4285–92.
41. Kalady MF, Lipman J, McGannon E, Church JM. Risk of colonic neoplasia after proctectomy for rectal cancer in hereditary nonpolyposis colorectal cancer. Ann Surg. 2012;255:1121–5.
42. de Vos tot Nederveen Cappel WH, Buskens E, van Duijvendijk P, et al. Decision analysis in the surgical treatment of colorectal cancer due to a mismatch repair gene defect. Gut. 2003;52:1752–5.
43. Maeda T, Cannom RR, Beart RW Jr, Etzioni DA. Decision model of segmental compared with total abdominal colectomy for colon cancer

in hereditary nonpolyposis colorectal cancer. J Clin Oncol. 2010;28:1175–80.
44. Gadacz TR, Kelly KA, Phillips SF. The continent ileal pouch: absorptive and motor features. Gastroenterology. 1977;72:1287–91.
45. You YN, Chua HK, Nelson H, Hassan I, Barnes SA, Harrington J. Segmental vs. extended colectomy: measurable differences in morbidity, function, and quality of life. Dis Colon Rectum. 2008;51:1036–43.
46. Lovegrove RE, Constantinides VA, Heriot AG, et al. A comparison of hand-sewn versus stapled ileal pouch anal anastomosis (IPAA) following proctocolectomy: a meta-analysis of 4183 patients. Ann Surg. 2006;244:18–26.
47. Piszczek C, Ma J, Gould CH, Tseng P. Cancer risk-reducing opportunities in gynecologic surgery. J Minim Invasive Gynecol. 2018;25:1179–93.
48. Etchegary H, Dicks E, Watkins K, Alani S, Dawson L. Decisions about prophylactic gynecologic surgery: a qualitative study of the experience of female Lynch syndrome mutation carriers. Hered Cancer Clin Pract. 2015;13:10.
49. Cutting JE, Hallam SE, Thomas MG, Messenger DE. A systematic review of local excision followed by adjuvant therapy in early rectal cancer: are pT1 tumours the limit? Color Dis. 2018;20:854–63.
50. You YN. Local excision: is it an adequate substitute for radical resection in T1/T2 patients? Semin Radiat Oncol. 2011;21:178–84.
51. Lacy AM, Borja De Lacy F, Valverde S. Transluminal Cancer surgery. Surg Oncol Clin N Am. 2019;28:101–13.
52. Allaix ME, Arezzo A, Nestorovic M, Galosi B, Morino M. Local excision for rectal cancer: a minimally invasive option. Minerva Chir. 2018;73:548–57.

索　引

其他